痔瘘专科百问百答

主　编　金定国　金　纯
副主编　郑晨果　金　照

科　学　出　版　社
北　京

内 容 简 介

本书采用问答的形式，以生动的语言介绍了痔瘘专科的基础理论以及痔病、肛瘘、肛裂、直肠脱垂（包括直肠内脱垂和外脱垂）、便秘等常见疾病的病因、治疗与预防。本书附有插图，图文并茂，通俗易懂，具有实用性、趣味性、可读性。关于"混合痔保留齿线术治疗"的内容，在书中作了详细介绍，该项科研成果是全国名老中医药专家传承工作室建设项目专家——金定国的核心技术之一，被《中国肛肠病学》《痔病》称为"金定国术式"，属于痔病的微创技术。该术式是在中医外科学结扎疗法的基础上，结合了西医肛肠解剖学理论所创新的，是痔病专科领域采用中西医结合的成功典范。

《痔病专科百问百答》一册在手，对于非专业人员来说，能在趣味的阅读之中获取科普知识，知道为什么会发生痔瘘之类的疾病，应当怎么去治疗，如何去预防，怎样才能避免后"股"之忧；对于专业人员来说，能了解痔瘘专科目前所用的某些新技术有何优缺点，有利于临床医生作出治疗方法的选择，值得参考。

图书在版编目（CIP）数据

痔瘘专科百问百答 / 金定国，金纯主编. —北京：科学出版社，2020.11
ISBN 978-7-03-066411-2

Ⅰ. ①痔… Ⅱ. ①金… ②金… Ⅲ. ①痔–问题解答 Ⅳ. ①R657.1-44

中国版本图书馆CIP数据核字（2020）第200635号

责任编辑：张天佐 / 责任校对：郑金红
责任印制：赵 博 / 封面设计：陈 敬

科 学 出 版 社 出版
北京东黄城根北街16号
邮政编码：100717
http://www.sciencep.com
北京九天鸿程印刷有限责任公司 印刷

科学出版社发行　各地新华书店经销
*
2020年11月第 一 版　开本：720×1000　1/16
2020年11月第一次印刷　印张：7
字数：100 000
定价：56.00元
（如有印装质量问题，我社负责调换）

前　言

我国高等院校《中医外科学》教材"肛门直肠疾病"一章的概论中开宗明义地指出：痔（内痔、外痔、混合痔）、肛隐窝炎、肛裂、肛痈、肛瘘、脱肛、息肉等，在中医学文献中统称为"痔"或"痔瘘"。也就是说，中医学的"痔瘘专科"包括了现代医学的诸多肛肠疾病。

《痔瘘专科百问百答》一书的内容包括七个部分：基础篇、痔病篇、肛瘘篇、肛裂篇、直肠脱垂篇、其他肛门直肠疾病篇和护理篇，是将深奥的理论，用通俗的语言、问答的形式来表达，有的还附有插图，易懂、实用。对常见肛肠疾病的认识，从理论到临床，采纳了名家观点，介绍新概念、新技术，集科学性、趣味性、实用性于一体。不论是非专业人员，还是专业医务人员，读后均能获益。对于基层医疗单位欲开展肛肠痔瘘手术，具有参考价值。

本书的编写出版，是金定国全国名老中医药专家传承工作室成员的共同努力，雪婵在百忙之中抽空绘图，并得到科学出版社的鼎力相助，在此表示衷心感谢！书中有的内容介绍了编者经验、科研成果和个人见解，敬请读者见谅、指教。

金定国
2020年11月

目　录

一、基础篇

二、痔病篇

三、肛瘘篇

四、肛裂篇

五、直肠脱垂篇 ……………………………… 70

六、其他肛门直肠疾病篇

七、护理篇

一、基础篇

1. 为什么有人把肛门叫"菊花"？

先从"肛门"这个词说起。在早期的中医文献《难（nàn）经》里首先提出了"肛门"一词，是古代中医外科学家在做人体解剖时，发现了直肠下段形如车缸（现代医学称直肠壶腹），于是将下方的出口称为"肛门"，一直沿用至今。

如果将人的两个坐骨结节与尾骨尖相连，形成的三角形区域，称为肛门三角区（图1），习惯上称肛周，肛门居其中。肛门平时是关闭状态，排便时开放，局部皮肤呈皱褶状，由肛门中心向外放射，形如菊花，于是就有人给粪便的出口起了一个文雅的名字——"菊花"。

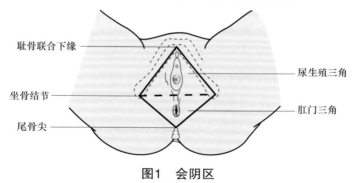

耻骨联合下缘

尿生殖三角

坐骨结节

肛门三角

尾骨尖

图1　会阴区

从解剖学的角度看，肛门的皮肤与皱皮肌相连，皱皮肌的运动有利于肛门的开放与关闭。所以，肛肠科医生在手术时，会尽量防止肛门皮肤的缺损，力求使"菊花"保持完美。

2. 人体的"菊花"，该如何保养？

既然称"菊花"，就要好好养护。

（1）每次大便后或晚上睡觉前，要用温水清洗肛门。据观察，肛门皮肤如果不洗干净，在皱褶内藏着的0.1克粪便，会使局部细菌滋生。但是，如果用热水洗了又洗，或来回过多用力摩擦，又容易引起肛门皮肤的破损，发生毛囊感染。

（2）因为排便时，肛管下段的皮肤会翻出肛门外，所以在大便后清洗时，要将脱出的部分用手指上托，以助肛门恢复原状，这样不仅会感到舒服，而且也有利于防止痔疮的发生。

（3）做肛门操（即提肛运动，见问答3）。通过有意识的提肛运动，能改善肛门及肛门周围组织的血液循环，防止局部静脉的淤血和曲张，还能提高肛门括约肌的弹性，使肛门收缩舒张自如，防止脱垂性肛门疾病的发生。

3. 为什么常做肛门操能防治多种肛肠疾病？

肛门操即提肛运动，中医称"撮（cuō）谷道"。撮：提缩；谷道：肛门。其是一种主动的，有意识而规律地收缩肛门及会阴部肌肉，以达到防病健身目的的运动。唐代名医孙思邈（公元581—682，101岁）在其《摄养枕中方》中有"谷道宜常撮"的记载。

方法：静坐，放松，闭目，舌舔上腭，吸气时配合收提肛门，有意识地收缩肛门括约肌，持续5秒左右，然后慢呼气，此为1动，每次32动。早、晚、便后各1次，每日3次。

肛门操是会阴部位的提升和松降，是由肛提肌、肛门括约肌、盆底肌群共同协作完成的动作。其既能增强局部肌肉的弹性，促进肠蠕动，又能改善局部的血液循环。所以能防治多种肛肠疾病，如便秘、痔疮、脱肛、肛裂等，还能促进肛门病术后伤口的愈合，避免和减少肛门疾病的复发。

4. 会阴区和会阴体，应怎样理解？有什么功能？

会阴是人体最隐私的部位。会阴区是广义的概念，会阴体是狭义的概念。将人体两坐骨结节的连线，向前至耻骨联合下缘形成的三角形区域称为尿生殖三角，尿生殖三角区和肛门三角区（见问答1）合称为会阴区（图1）。而会阴体的部位指的是肛门至阴道（或阴囊根部）一段区域的皮下组织、筋膜，被解剖学家比喻为倒着的伞的顶部，支撑着盆底，是防止直肠脱垂的最后一道防线。

许多年长者，尤其是更年期后的女性，在排便后总是有排便不尽感、肛门下坠感，往往是会阴下降并直肠内脱垂、盆底松弛所致。肛肠科医生在做肛门部手术时，是很注重对会阴区、会阴体的保护。因为肛门前方皮下有会阴浅筋膜、会阴体，如果切断，则肛门会向后移位；后方有肛尾韧带，如果切断，会使肛门向前移位，影响排便。故手术时会尽量选择微创术式。

5. 什么是齿线？有何重要意义？

从肛门边缘向上3cm左右，有一条锯齿状的环形线，称为齿状线，也称齿线。齿线是内胚层和外胚层"会师"的地方。齿线以下是肛管，约3cm，肛管覆盖着皮肤；齿线以上是直肠，约12cm，肠腔内壁覆盖着黏膜。齿线以上的神经是内脏神经，基本无痛觉，所以长内痔不觉得痛；齿线以下的神经是脊神经，痛觉灵敏，所以外痔发炎、肛裂就非常痛。

之所以会是锯齿状，是因为其是由肛隐窝、肛瓣、肛乳头呈高低不同而构成的（图2）。在齿线区有很多的感受器，当粪便或气体从直肠下达肛管附近时，刺激了齿线区，其感受器就会"报警"，而且可以分辨出是硬便、稀便还是气体，通过感觉神经到达大脑，并由大脑指导肛门进行处理：决定暂时忍住不大便还是立即上厕所，或是可以当场放掉气体。肛门能当机立断，齿线作用功不可没。如果，齿线区在手术时完全被破坏，那排便的感觉就会消失，直肠内的粪便就会产生淤滞现象，或者发生肛门失禁。所以，肛肠科医生在做手术时，是很注意尽量保留齿线的。

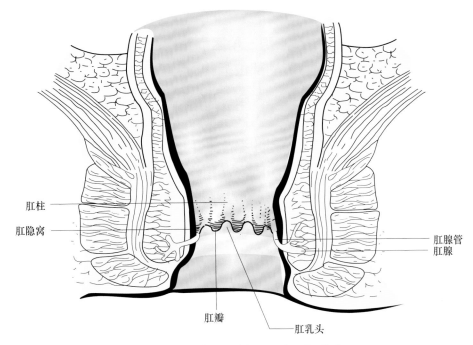

肛柱

肛隐窝

肛腺管
肛腺

肛瓣

肛乳头

图2　肛隐窝、肛瓣、肛腺、肛乳头

6. 什么是肛垫？有何功能？

现代医学发现，在齿线上方1.5～2.0cm处有一环状的血管性衬垫，称为肛垫（图3）。何以叫"垫"？因为肛垫就像水龙头里的橡皮垫，能防止漏水。肛垫由血管、结缔组织和肌性纤维组成，有类似于海绵状勃起的功能。每排便结束，肛垫就会迅速勃起，有助于关闭肛门。肛垫里的血管，动静脉直接相通，不经过毛细血管，这样，动脉血进入静脉的速度就很快，所以能迅速勃起。此处的静脉血也呈红色，医学术语叫"静脉血动脉化"。当痔静脉破裂出血，血色就是红的。其肌性纤维包绕着肛垫的血管和结缔组织，使肛垫固定于肌层，不会下移。肛垫的黏膜上皮会分泌黏液，具有免疫作用。肛垫下部，接近齿线，也有许多感受器，具有排便反射的功能。

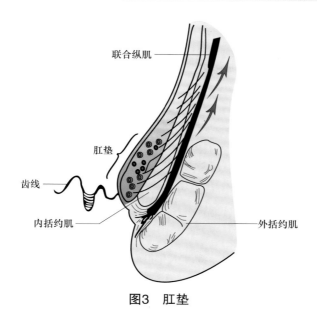

图3　肛垫

7. 什么是肛隐窝？有什么重要性？

齿线上方有6～14个直肠柱，是直肠最下端的黏膜皱襞，由于此处的直肠腔要收缩连接于肛管，于是就形成了柱状皱襞，当直肠扩张时此柱消失。各个直肠柱下端之间有半月形肛瓣相连，由肛瓣连成的"小口袋"呈漏斗状，称肛隐窝，也叫肛窦（图2）。

肛隐窝的漏斗状开口，向着肠腔的内上方，其窝伸向外下方，窝的底部有肛腺管、肛腺。肛隐窝内有黏液储存，其黏液不仅能润滑排便，而且有免疫的功能。在排便时，肛隐窝呈闭合状态，粪便不易进入，但腹泻时，稀便粪屑易进入积存，容易发生肛隐窝炎。

肛隐窝在肛肠科的重要性，在于它是病菌感染入侵肛周组织的"门户"，95％的肛瘘均起源于肛隐窝的感染（图4）。

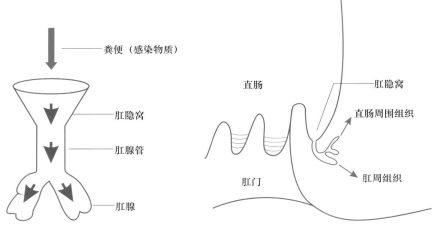

图4　病菌入侵肛隐窝的途径

8. 什么是肛白线？什么是栉（zhì）膜区？

肛白线位于齿线下方约1cm处，正对内括约肌下缘与外括约肌皮下部的交界线，即括约肌间沟，是肛肠科医生手术时的重要"路标"。用手指可以摸到此沟（图5、图6）。

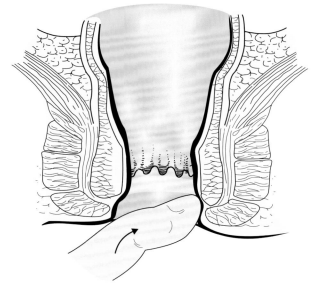

图5　肛白线（括约肌间沟）

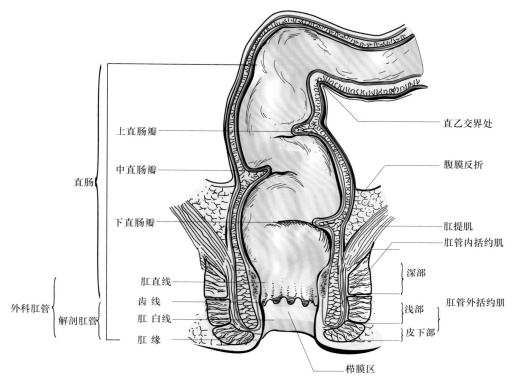

图6　直肠与肛管正面图

从齿线往下至括约肌间沟，此段肛管上皮称为栉膜区。为什么称"栉"？栉，即梳子。因为将齿线及其下方的部分加上上方呈竖条状的直肠柱，看起来很像梳子，所以此处就用"栉膜"来命名。栉膜区是皮肤与黏膜的过渡区，其上皮是移行上皮，是没有毛囊、皮脂腺和汗腺的"三无区"。

栉膜区是肛管最狭窄的地带，先天或后天的肛管狭窄、肛裂都好发于此。此处上皮一旦切除，不能再生。所以，肛肠科医生在手术时就会尽量保留栉膜区上皮。

9. 为什么说直肠不是直的？弯道有什么作用？

从正面看，直肠有3个直肠瓣，每瓣相当于直肠圆周的2/3（图6）。中间的直肠瓣较固定，医生做电子肠镜时可以此作为标志来确定肿瘤与腹腔的位置关系。如此弯道，其作用是当用力排便时，可防止粪便逆流。

从侧面看，直肠也是弯曲的（图7）。直肠沿骶尾骨前面下降，为直肠骶曲；而后，绕过尾骨尖，转向后方，为直肠会阴曲。骶曲与会阴曲在此与肛管形成的一个90°的角为肛直角。此角由"∪"形的耻骨直肠肌悬吊而成（图7）。排便时，耻骨直肠肌放松，肛直角增大，肛管开放以利粪便排出。耻骨直肠肌收缩，肛直角减小，成锐角，能有效阻止粪便下行，结束排便。如果人在挑担子，腹压增高，肛直角会变得更小，肛门会"滴水不漏"。可见肛直角的功劳不小。

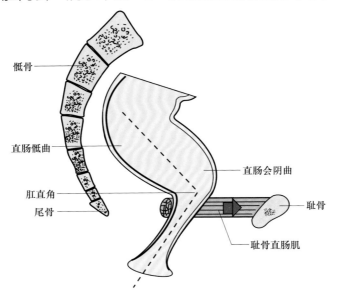

图7 直肠弯曲的侧面示意图

10. 为什么说肛门就好比人体的"出口公司"？

人们口头说的"肛门"一词，所指的范围是比较模糊的，实际上包括直肠、肛管和肛门，指的是消化道的末端部分，有排出粪便的精密装置，被比喻为"出口公司"。

直肠的功能是吸收水分、吸收药物、分泌黏液、储存粪便。其下段呈壶腹状，是粪便的"中转站"。当粪便充满直肠壶腹时，肛垫区、齿线区的感受器立即"报警"，报告大脑：上面"货"来了，要准备下。于是大脑会命令外括约肌松开，通过内括约肌这个"中介"，经过神经反射，使直肠夹紧，逼迫粪便往肛管方向挤压，通过肛门这个出口排出体外。此"出口公司"的各个部门，是各司其职，才完成了排便的任务。

11. 什么是肛管直肠环？有什么作用？

在肛管上端有一弹性的肌肉环，宽2～3cm，医生在做肛门指诊时可以扪及，其后方比前方发达，前部比后部稍低。由外括约肌的浅层与深层、耻骨直肠肌、联合纵肌、内括约肌的一部分组成（图8），对维持肛门自控起重要作用。在手术时应注意保护此环，如果完全切断必将引起肛门失禁。对于高位肛瘘的治疗，医生会采用微创手术，以保护肛管直肠环。

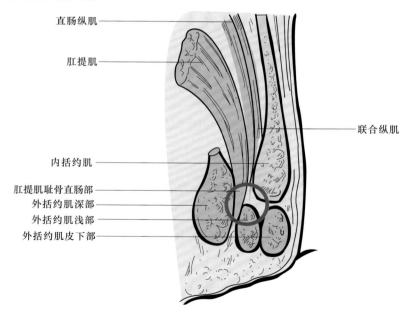

图8　肛管直肠环

12. 什么是肛门指诊？有什么重要意义？

肛门指诊也称肛门直肠指诊。用指诊可以了解许多肉眼观察不到的情况，故有"指诊眼"之称。

患者取左侧或右侧卧位，双腿向前屈曲90°，使臀部及肛门充分暴露，这是最常用的检查体位（图9）。医生戴乳胶手套，在右示指端涂少许润滑油，将示指与肛门平面成45°夹角，轻轻按揉肛缘，进行肛周触诊，以发现肛周及肛门部位的病变。当患者的肛门括约肌放松后，示指缓慢插入肛管，进行肛门指诊。检查肛管及直肠下端有无异常，有否肛管狭窄，以及感知肛门括约肌收缩的力度。查毕，还要观察指套上有无血迹、脓液及分泌物。

肛门指诊是肛肠科最简便、最有效的检查方法之一。而且80%的直肠癌位于指诊可及的部位，具有重要的诊断价值。

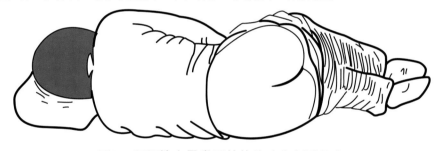

图9　肛门检查最常用的体位（左侧卧位）

13. 什么是肛门镜检查？有什么意义？

肛门镜分为筒状肛门镜和分叶肛门镜两大类，最常用的如斜口筒状肛门镜、三叶肛门镜（图10）。筒状肛门镜主要用于肛管和直肠下段的检查；分叶肛门镜主要用于肛瘘、肛周脓肿、肛窦炎的检查和治疗。

检查方法以筒状肛门镜为例：患者取侧卧位，常规肛门指诊后，将肛门镜头部在肛缘做适当按揉，以使肛门松弛。先将镜筒指向患者脐部的方向，缓慢推压使肛门镜进入肛管，推入4cm即达到肛管直肠环，此时再将镜筒向骶部方向推进，使其充分进入直肠内，这样顺着

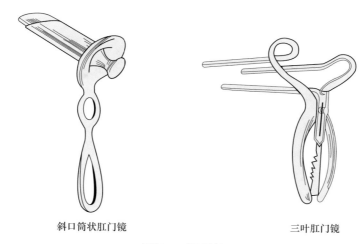

斜口筒状肛门镜　　　　　　　　三叶肛门镜

图10　肛门镜

肛门直肠角进入，不会损伤直肠黏膜。而后取出镜芯，缓慢退镜，逐步观察。

　　观察的内容包括直肠黏膜有无异常，肛瓣有无充血水肿、肛窦口是否溢脓、肛乳头是否肥大等。如果有直肠内脱垂，可见镜腔内充满黏膜，无空隙，看不到近端肠腔，加大腹压则脱垂更加明显。

14. 什么是"肛钟"？

　　肛门直肠病变的部位常采用截石位的时钟标记法，简称"肛钟"。

　　无论何种体位，均以肛门前方中点为12点，后方中点为6点，其余位置按顺时针方向表示（图11）。如痔病的图示标记：11点混合痔、7点内痔、3点外痔（图12）。

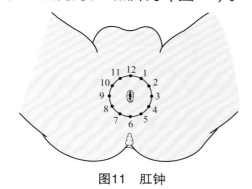

图11　肛钟

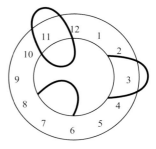

图12　痔病部位标记法

15. 什么是痔瘘微创手术?

　　微创，顾名思义可理解为微小创伤，即将手术的创伤降低到微小程度。微创是一种理念，并非指某一种手术方式。痔病手术的微创，主要在于最大程度地保留齿线区和肛垫区，使术后仍具有精细的控便能力；肛瘘手术的微创，主要在于最大限度地保存肛门括约肌及肛管直肠环（见问答11），防止术后肛门失禁。不论痔病或肛瘘手术，术中都要注意保护肛管皮肤，尤其是栉膜区（见问答8），力求术后肛门完整、功能正常。微创手术，是医患双方共同追求的目标，也是外科学的境界。

二、痔病篇

16. 人类为什么会长痔疮？

《黄帝内经》曰："因而饱食，筋脉横解，肠澼为痔"。横，扩张；解，同懈（xiè），松懈；澼（pì），象声词，澼澼响。意思是说，人因为不节制饮食，会使血管扩张松弛，肠道会患病，腹泻下痢长痔疮。这是当时中医对痔疮病因、病机的认识。

在远古时代，人类和其他动物一样都是四只脚走路，不会长痔疮。人比动物聪明，为了获取更多的食物，站了起来。传说神农还搭了架子上去（神农搭架子的地方为神农架，现在是旅游胜地）。当四只脚走路时，屁股比心脏高，肛门部位不会充血，一旦站了起来，肛门部位的血管就容易淤血（图13）。又因为肛门直肠的静脉内没有静脉瓣，缺乏了促进静脉血回流的动力，容易使肛门部位的静脉扩张而发生痔疮。这是体位和解剖学方面的因素。所以有人说，发生痔疮是人类进化文明付出的代价。

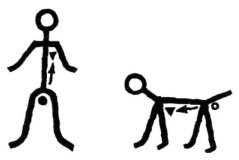

图13　人和动物体位的比较

现代医学发现，在肛管齿线的上方约1.5cm的环状区，有一个垫状的组织，称为肛垫（见问答6）。如果经常腹泻、便秘或烈酒辛辣刺激，或怀孕分娩，或年龄增大，都会使肛垫组织老化、断裂、肥大下移成为痔疮。这就是著名的"肛垫下移学说"。

17. 怎样理解痔、痔病与痔疮？

平常所说的"痔"，具有两种含义：非病与病。在我国很古老的医书里，"痔"字并没有"疒"旁，而是写成"寺"或"峙"，只是像"小山"一样突起的意思。这是非病的含义。现代解剖学家也发现痔的本质是肛垫（见问答6），肛垫是齿线上方的环状突起，是与生俱来的正常人体结构。临床学家在做肛门镜检查时，发现肛垫有许多种形状，有的如唇状，有的凸起明显，有的充血，只要不出血、不脱垂，不能称为病，是正常的组织。

直到后来的《五十二病方》中才写成了"痔"，有了"病"的含义。只有出现了出血，或脱垂于肛门之外，或疼痛等症状时，称为痔病，俗称痔疮。

要说明的是"痔"还有比较广泛的概念，如"痔科""痔瘘科"，并非是专门诊治痔病与肛瘘，而是指"肛肠病科"。

18. 痔疮"一家子"有哪些成员？

痔疮"一家子"可分为三类：内痔、外痔和混合痔（图14）。

内痔：位于齿线以上，可分为4期。Ⅰ期：大便时带血，无痔核脱出；Ⅱ期：常有便血，大便时痔核脱出可自行回纳；Ⅲ期：偶有便血（比Ⅰ、Ⅱ期便血反而减少，是因为此期的痔黏膜已慢慢地变得肥厚），便时脱出，需用手回纳；Ⅳ期：偶有便血，痔核脱出不能回纳。

外痔：位于齿线以下，可分为4型，即血栓性外痔、结缔组织性外痔、静脉曲张性外痔、炎性外痔。

混合痔：同时兼有内痔和外痔的症状，并连成一个整体。

凡位于截石位3、7、11点的痔疮称母痔，其他位置的痔疮称子痔。如果内痔环状发生，称环状内痔；混合痔环状发生称环状混合痔。

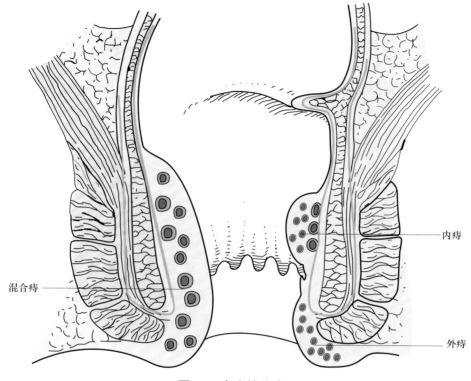

混合痔

内痔

外痔

图14　痔病的分类

19. 痔疮有哪些危害?

痔疮是良性疾病,其临床表现也仅仅是便血、肛门口肿物脱出、肛门水肿、肛门疼痛和排便困难等。但是,由痔疮引起的并发症有时会产生严重后果。

(1)如果内痔长期便血,会导致缺铁性贫血。较严重的会出现面色苍白、倦怠乏力、食欲不振,动则气喘、水肿等症状。

(2)如果内痔脱出于肛门之外,刺激肛门括约肌引起痉挛,可使痔静脉血流受阻,痔体增大,发生嵌顿、水肿、剧痛,甚至发生局部坏死。

(3)嵌顿的痔疮会出现里急后重、肛门胀痛的症状,如果强力复位,容易引起感染,发生肛周脓肿。炎症一旦扩散,有的会形成门静脉菌血症，甚至脓毒败血症，也可形成肝脓肿。

（4）痔疮嵌顿时，如果发生剧烈疼痛，还可诱发心绞痛；如果有血栓形成，栓子可随血液循环而引发肺栓塞、脑栓塞。

（5）痔疮会加重便秘。老年患者如果过度用力排便，会使心搏加快，血压升高，引发脑出血或脑梗死。

总之，痔疮的并发症对人体有许多危害，应当引起患者和临床工作者的重视，尽早治疗痔疮，解除病痛，才可避免诱发其他疾病的发生。

20. 痔疮会传染吗？

痔疮是直肠下段肛垫病理性肥大，发生出血、脱垂伴随肛管静脉淤血曲张或血栓形成和肛缘组织增生形成的肿块，是人类直立行走后形成的特有的疾病，而不是由病毒或细菌等感染引起的，不属于传染病，所以痔疮是不会传染的。

那为什么同时居住的人往往会一同或先后发生痔疮呢？这可能是一起居住的人在饮食和生活习惯方面相近似的缘故，如经常饮酒、喜欢辛辣食物、久坐久立等因素。

21. 痔疮会癌变吗？

从痔疮的发病机制来看，是肛垫下移，是局部微循环障碍，血管扩张，是一种良性病变。癌是分化不成熟的细胞过度异常增生而形成的恶性肿瘤，在病理上有着本质的区别。但临床上也有一些痔疮患者合并直肠肛管癌，这多是患处本身恶变所致，与痔疮无关。如果痔疮黏膜糜烂，长期感染，反复发作，甚至引起肛瘘、肛周脓肿，在脓性分泌物的长期刺激下，会增加诱发癌变的概率，这应当是痔疮的并发症所引起。所以，对痔疮进行治疗，预防感染，是很有必要的。

22. 痔病的治疗原则是什么？

痔病的治疗原则：没有症状的痔病是不需要治疗的，有症状的痔病需要治疗，目的只是消除患者的症状。对于很严重的痔病才采用手术来去除病灶。通俗地讲，就是消除症状，不是"斩草除根"。

因为痔病的本质是肛垫，如果过度治疗，把肛垫切得一干二净，就会发生排便困难，或肛门失禁，或黏膜外翻等后遗症。所以，当痔病发生出血、脱垂和疼痛时，可先选用中西医结合保守治疗，对于Ⅲ、Ⅳ度内痔及剧烈疼痛的外痔、嵌顿性混合痔才采取手术治疗方法。

尽管采取手术治疗，也不能根治！这就好像修车，车修好了，维修师傅也不可能说："今后就不用再修了。"要看你怎么保养。

23. 痔病的非手术疗法有哪些？

所谓非手术疗法，就是保守疗法。

（1）中医内治：中医采用辨证论治。

属血热者，见大便带血、滴血或喷射状出血，血色鲜红。治当凉血止血，用凉血地黄汤加减（生地黄20g，地榆10g，槐花米10g，当归6g，黄连10g，天花粉10g，升麻6g，枳壳10g，生甘草6g。每日1剂，水煎内服）。

属湿热者，见便血色鲜红，量较多，大便时痔疮脱出肛外，可自行回缩，肛门灼热。治当清热利湿，用五神汤加减（茯苓10g，金银花10g，牛膝10g，车前子10g，紫地丁15g，黄芩10g，赤芍10g，生甘草10g。每日1剂，水煎内服）。

属血瘀者，见痔疮脱出肛外，甚或嵌顿，肛缘有血栓、水肿。治当活血化瘀止痛，用止痛如神汤加减（秦艽10g，桃仁10g，苍术10g，防风10g，当归10g，黄芩10g，泽泻10g，延胡索15g，生甘草6g。每日1剂，水煎内服）。

属气虚者，见肛门坠胀，痔疮经常脱出需用手上托才能还纳；

便血量少色淡红；神疲乏力，贫血。治当补中益气固脱，用补中益气汤加减（黄芪30g，党参15g，白术10g，陈皮10g，当归10g，升麻10g，柴胡10g，茯苓10g，炙甘草6g。每日1剂，水煎内服）。

（2）口服药物：微循环调节剂，也称静脉活性药物，可改善肛垫微循环，如地奥司明、迈之灵等。

（3）局部用药：包括苦参汤熏洗法、消痔膏外敷法、痔疮栓塞药法、痔疮穴位贴敷法等。

（4）保留灌肠法：将中医内治的药物煎汤保留灌肠，由直肠吸收，既发挥药物疗效，又降低毒副作用。

除上述方法外，还有针灸、理疗多种方法可选用。

24. 内痔注射疗法的原理是什么？

内痔注射疗法用于内痔及混合痔的内痔部分，不能用于外痔。因内痔是肛垫组织充血水肿、老化断裂、松弛下移，应用硬化剂注射于内痔，可刺激局部发生无菌炎症，形成纤维化，使内痔硬化缩小、固定于肌层，达到止血和防止脱垂的目的。

25. 内痔注射疗法有哪些适应证？

内痔注射疗法一般适用于无并发症的内痔，所谓无并发症，即内痔没有感染和溃疡，没有血栓形成。对于Ⅰ、Ⅱ期内痔疗效较好，Ⅲ期内痔能减轻症状。对于年老体弱难以耐受手术者及因长期便血致严重贫血者，可首选注射疗法。在Ⅳ期内痔及严重的混合痔手术中，注射疗法可用于对小痔核的补充治疗。

注射疗法的优点是方法简便、安全、不需住院；缺点是容易复发。

26. 内痔注射疗法用哪些药物？

注射疗法的药物分两大类：硬化萎缩剂和枯痔坏死剂。因坏死剂副作用太大，故目前都用硬化剂。硬化剂不仅疗效较好，而且安全性高。常用的硬化剂有聚桂醇、6%～8%明矾注射液、5%鱼肝油酸钠、5%石炭酸等。

27. 聚桂醇内痔注射术有哪些手术技巧？

（1）内痔一针一步注射术：适用于 I 期内痔。

插入肛门镜，显露内痔，局部消毒，用10ml注射器抽取聚桂醇注射液，装上5号长针头，于痔核上距齿线0.5cm处进针黏膜下层，针头斜向上，回抽无血后，在内痔本体注入聚桂醇注射液，以痔黏膜表面呈水疱状为度，根据内痔大小注药液1～2ml（图15）。用同样方法注射其他内痔，一般每次可同时注射3～4个痔核。

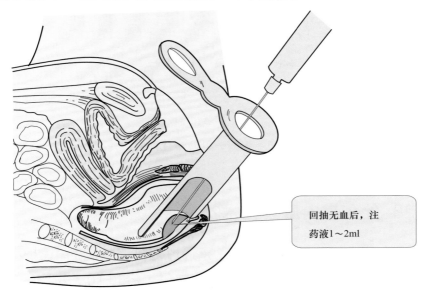

回抽无血后，注药液1～2ml

图15 内痔一针一步注射术

（2）内痔一针两步注射术：适用于 II ～ III 期内痔。

1）第一步高位注射：插入肛门镜，显露内痔，局部消毒后，用10ml注射器抽取聚桂醇注射液，装上5号长针头，于痔核上距齿线

0.5cm处进针黏膜下层，针头向前推进约3cm，当针尖接触到肌层会有抵抗感，不要刺入肌层，稍退针尖，回抽无血后，注射药液1ml。

2）第二步低位注射：继将针尖退出约1.5cm，停留于痔体隆起最明显处的黏膜下层，回抽无血后，根据内痔大小，注射药液2～3ml，以痔黏膜呈水疱状，血管网清晰为度（图16）。

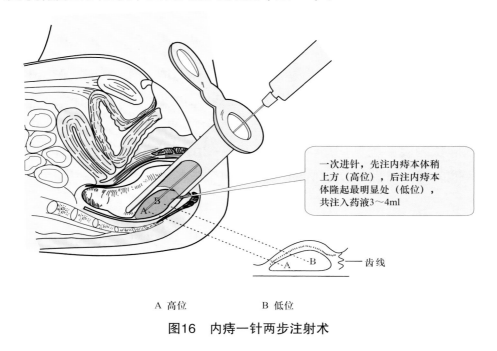

一次进针，先注内痔本体稍上方（高位），后注内痔本体隆起最明显处（低位），共注入药液3～4ml

A 高位   B 低位

图16　内痔一针两步注射术

28. 什么是内痔套扎术？

内痔套扎术又称胶圈套扎术，是通过器械将特制的小型胶圈套入内痔根部，利用胶圈的弹性紧缩阻断血供，经过10天左右，被套扎的内痔会自然脱落，脱落后的基底部会形成瘢痕，将周围组织固定于肌层。

方法有三种：牵拉套扎术、负压吸引套扎术和钳夹套扎术。由医者根据自己的经验和医院的条件选用其中的术式。

29. 内痔牵拉套扎术有哪些手术技巧?

插入肛门镜,显露套扎的内痔,局部消毒后,助手固定肛门镜,术者将套扎器装上胶圈,左手持套扎器,右手持组织钳经套扎器中心圈内伸入,钳夹内痔顶部向套扎器内牵拉,当内痔进入适当部位时,再操作套扎器把胶圈推出,套在内痔根部即可(图17)。

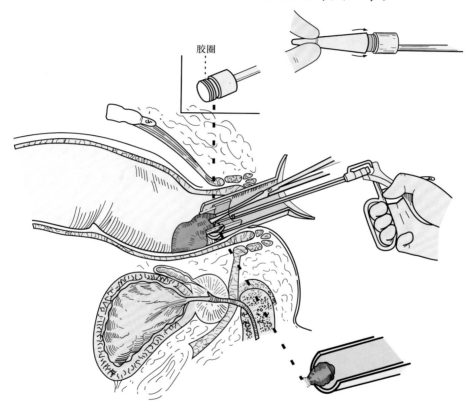

图17　内痔牵拉套扎术

30. 内痔负压吸引套扎术有哪些手术技巧?

显露内痔,局部消毒后,将负压吸引套扎器装上胶圈,通过肛门镜伸入肛内,对准将要套扎的内痔,与痔黏膜紧密接触,再开动吸引器,借助负压将痔核吸入套扎器圆筒,然后扣动扳机将胶圈推出,套于痔核根部(图18)。

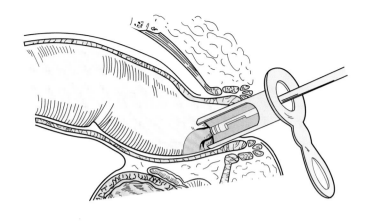

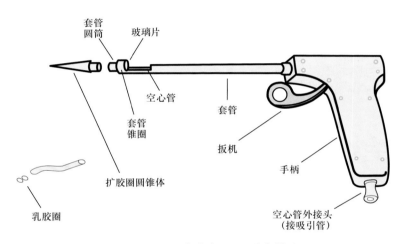

套管圆筒　玻璃片　空心管　套管锥圈　扩胶圈圆锥体　乳胶圈　套管　扳机　手柄　空心管外接头（接吸引管）

图18　内痔负压吸引套扎术

31. 内痔钳夹套扎术有哪些手术技巧?

　　用两把16～18cm弯血管钳，套入1个小胶圈至钳的关节处，用组织钳提起痔核，将带有胶圈的弯血管钳在痔核根部距齿线上0.5cm处钳夹，然后用另一把血管钳将胶圈挑起绕过钳夹血管钳尖部，把胶圈套于痔核根部，取下血管钳。可在被套扎的内痔注入适量硬化剂，以防胶圈滑脱（图19）。

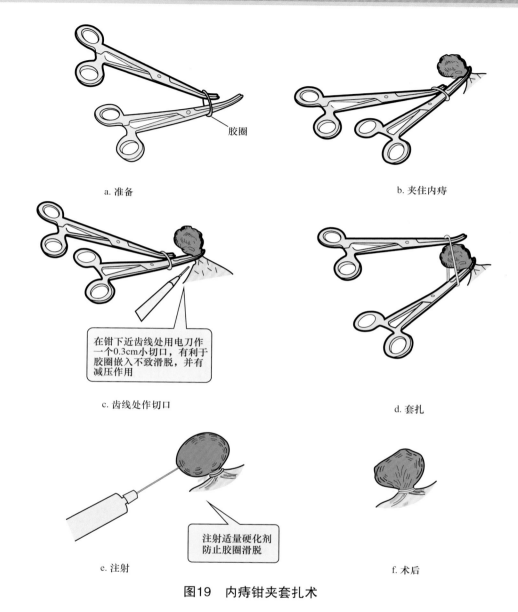

a. 准备　　　　　　　　　　　　　　　　b. 夹住内痔

在钳下近齿线处用电刀作一个0.3cm小切口，有利于胶圈嵌入不致滑脱，并有减压作用

c. 齿线处作切口　　　　　　　　　　　　d. 套扎

注射适量硬化剂防止胶圈滑脱

e. 注射　　　　　　　　　　　　　　　　f. 术后

图19　内痔钳夹套扎术

32. 内痔套扎术有什么优缺点?

　　内痔套扎术的优点是不需麻醉，不需住院，疗效确切。至于术后是否疼痛，取决于医者对肛肠解剖的熟悉程度，要认准在齿线以上的部位套扎，因齿线区神经敏感，有许多感受器，如果套扎位置过低，

将齿线区组织套入，则会引起剧烈的疼痛，并引起肛缘水肿。其缺点是当被套扎的内痔脱落时，往往发生出血，如果出血量多，要立即回医院缝扎止血。

33. 什么是内痔的PPH术？

PPH即痔上黏膜环切术的英文缩写，是内痔微创手术中的一种术式。该术式是建立在肛垫学说基础上，运用吻合器治疗环状脱垂痔的一项技术，1998年由意大利学者Longo提出。该方法是在脱垂的内痔上方，环形切除3～4cm直肠下端黏膜及黏膜下组织，在切除的同时进行远近端黏膜的吻合，使脱垂的内痔被上提悬吊和牵拉，不再脱垂。有人做了一个形象的比喻，就如衣服的袖子太长了，袖口就露在外面，于是把袖口的上方裁掉一段，再缝合起来，袖口就不会脱垂了。

PPH术的器械包括吻合器、肛管扩张器、肛门镜缝扎器和带线器（图20）。

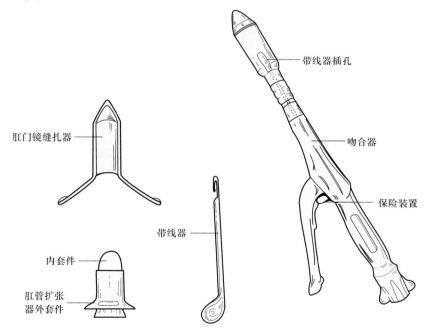

肛门镜缝扎器

带线器插孔

吻合器

保险装置

带线器

内套件

肛管扩张器外套件

图20　吻合器械

34. 内痔PPH术有哪些手术技巧？

（1）常规用碘伏消毒会阴部皮肤和肠腔（女性患者同时做阴道消毒），铺巾。插入肛管扩张器套件，通过透明外套确认齿线后，以丝线缝合将外套件固定于肛门（图21）。

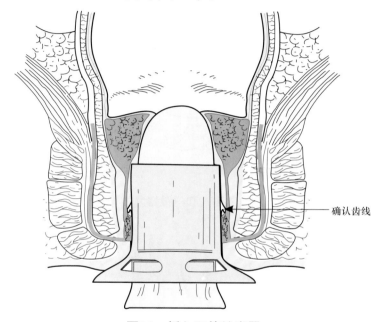

确认齿线

图21　插入肛管扩张器

（2）通过肛管扩张器将肛门镜缝扎器置入，消毒直肠下段，于齿线上3～4cm处黏膜及黏膜下，用2-0可吸收线自3点处开始顺时针环状荷包缝合，然后于其下方相距1cm处，再从9点开始另做一个环状荷包缝合（图22）。

（3）将旋松到最大限度的痔吻合器伸入到荷包缝线上，收紧荷包线（不宜太紧）并从吻合器侧孔引出（图23）。

（4）牵紧荷包缝线，使被缝合结扎的黏膜及黏膜下组织置入吻合器头部的套管内（图24）。

（5）顺时针旋紧吻合器，使吻合器完全闭合后，打开保险装置进行击发（图25）。击发后保持吻合器关闭状态30秒，止血效果较好。

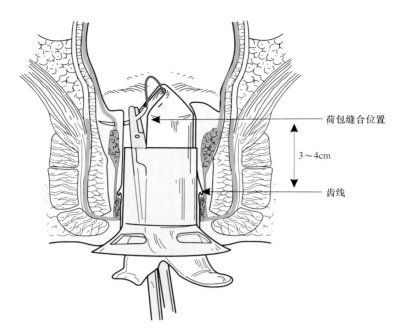

荷包缝合位置

3~4cm

齿线

图22 插入肛门镜缝扎器

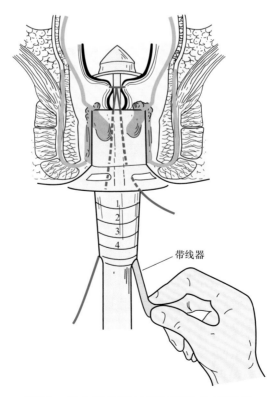

带线器

图23 置入吻合器并通过侧孔钩出缝线

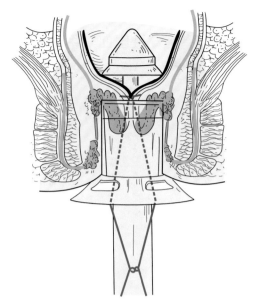

图24 拉紧缝线

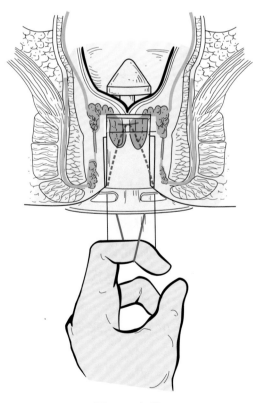

图25 击发

（6）旋松吻合器360°退到原位，取出吻合器，消毒吻合口，检查有无出血（图26）。若有活动性出血，用2-0可吸收线做"8"字形缝扎止血。

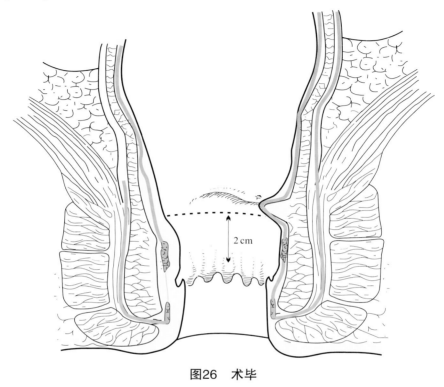

2 cm

图26　术毕

35. PPH术有什么优缺点？

PPH术适用于Ⅱ～Ⅲ期环状内痔。该术式是根据肛垫病理性肥大移位而成痔病——肛垫下移学说而设计的。术中并没有切除内痔，只是将内痔组织悬吊上提。其优点是操作简便，住院时间短，痛苦小；缺点是有的患者出现术后并发症，如吻合口出血、尿潴留、肛门坠痛、吻合口狭窄等。有的在术后半年左右，仍有内痔脱垂的现象发生。

36. 针对PPH术的不足之处，有了哪些改进？

（1）PPH术中同时切除病理性内痔组织，能取得显著的远期疗效。因为PPH术只是切除内痔上方的环状黏膜及黏膜下组织，并没有切除肥大的病理性内痔，使许多患者在术后半年左右又见内痔脱垂。因此，我国医生对原来的PPH术作了改进，将吻合口的位置稍作下移，即在术中同时切除了肥大的病理性内痔组织，使该手术取得了明显的远期疗效。这是中国医生对PPH术的贡献。

（2）创新保留直肠后方黏膜PPH术，能完全避免吻合口狭窄的后遗症。2015年金纯在《痔病与肛瘘微创手术技巧图解》中发表了PPH改良术式，即在术中应用2cm宽的小型压板置于截石6点位，再进行荷包缝合，而后取出小压板牵拉击发。因术中保留了直肠后方的黏膜，完全避免了吻合口狭窄的后遗症。

37. 什么是TST术？

TST是选择性痔上黏膜切除吻合术的英文缩写。该术适应证是Ⅱ～Ⅲ期非环形内痔。PPH是微创术式中的一种，TST比PPH更加微创。术中所用的肛门镜有开环式窗口，只暴露有痔区及其上方的黏膜，也简化了荷包缝合的过程。术后因为保护了痔核间的正常黏膜，所以有人说TST是微创中的微创。

所用的开环式肛门镜有三种：单开式肛门镜、双开式肛门镜、三开式肛门镜（图27）。

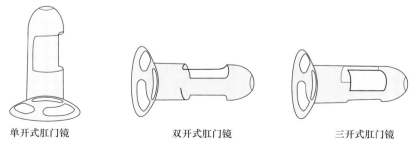

单开式肛门镜　　　　双开式肛门镜　　　　三开式肛门镜

图27　TST所用的肛门镜

38. TST术有哪些手术技巧？

（1）常规用碘伏消毒会阴部皮肤和肠腔（女性患者同时做阴道消毒），铺巾，观察痔核形态、数目和大小，选择合适的肛门镜。单个痔核的用单开式肛门镜，2个痔核的用双开式肛门镜，3个痔核的用三开式肛门镜。

（2）以两侧痔核为例，选用双开式肛门镜插入肛门（图28），拔除内筒，旋转肛门镜，使拟切除的痔上方黏膜及部分痔组织嵌入开环式窗口内（图29）。继由助手协助固定肛门镜。

（3）在齿线上方3～4cm处，用2-0带圆针可吸收线在显露的黏膜下层单线一次缝合两处（图30）。

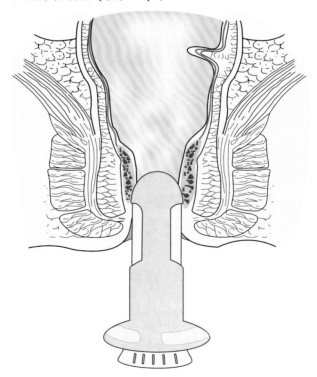

图28　插入特制肛门镜

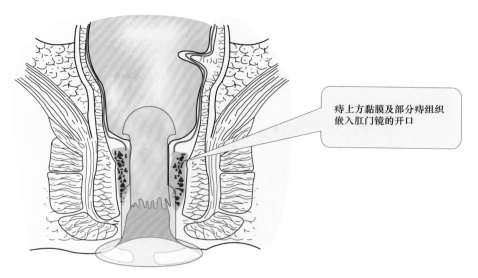

图29 充分显露痔上黏膜

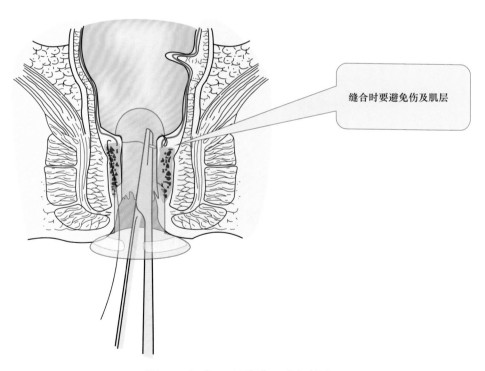

图30 经窗口在黏膜下进行缝合

（4）将吻合器张开到最大限度，将其头端插入到缝合线上方，收紧缝线并打结，用带线器经吻合器侧孔将缝线拉出肛外持续牵引，使痔上方黏膜及部分痔组织通过肛门镜的窗口牵进吻合器钉槽内（图31）。

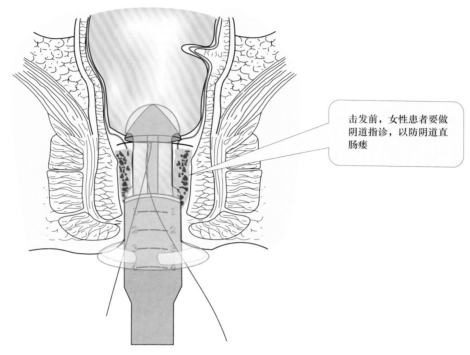

击发前，女性患者要做阴道指诊，以防阴道直肠瘘

图31　置入吻合器，拉紧缝线，击发

（5）顺时针旋紧吻合器，使吻合器完全闭合后，打开保险装置（女性患者一定要做阴道指诊，防止阴道直肠瘘）进行击发。击发后保持吻合器关闭状态30秒，止血效果较好。

（6）旋松吻合器360°退到原位，取出吻合器，消毒吻合口，检查有无出血。若有活动性出血，用2-0可吸收线做"8"字形缝扎止血。术毕。

39. TST术有什么优缺点？

因为TST术采用了开环式肛门镜，保护了痔核之间的正常黏膜，能避免术后吻合口狭窄、肛门失禁等严重后遗症的发生，最大限度保存了直肠肛门的正常生理功能，所以TST术适应多发性脱垂性内痔，不能用于环状内痔，不足之处是需要住院，费用也相对较高。

40. 血栓性外痔怎么治疗？

血栓性外痔即肛周皮下静脉血栓形成。常在原有血管曲张部位、用力排便等腹压突然升高的情况下，肛缘静脉破裂，血液在肛缘皮下形成卵圆形肿块。常伴有剧烈疼痛。

治疗方法：血栓性外痔可先用中药内服，外用坐浴，局部涂痔疮膏，应用痔疮穴位贴。如果经保守治疗1周后未见消退，可选用血栓性外痔剥离术。手术要点：仔细操作，对小血栓不能遗漏，否则术后肿痛不减。血栓下部的曲张血管丛要予以切除，以防该部位血栓复发。

41. 血栓性外痔剥离术有哪些手术技巧？

（1）指压摘除术：适用于血栓单纯孤立与周围组织无粘连者。局部麻醉后，用组织钳提起血栓痔顶部少许皮肤，以剪刀切开，暴露紫色凝血块，用拇指与示指合力将血栓从底部向切口挤出（图32），切口内填引流纱条，无菌纱布包扎。

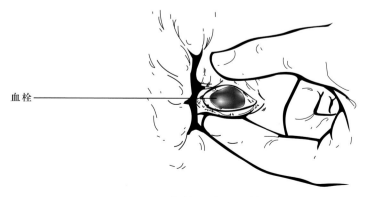

血栓

图32　手指挤压摘除血栓

（2）分离摘除术：适用于血栓较大且与周围组织粘连者。局部麻醉后，以组织钳提起血栓顶部少许皮肤，以剪刀切除，在血栓性外痔中央做放射状或梭形切口（图33a），用组织钳提起肛缘皮肤，以剪刀或小弯钳沿皮下和血栓外包膜四周剥离血栓（图33b），完整游离血栓并摘除，然后修剪伤口两侧皮缘，切口内填引流纱条，无菌纱布包扎。也可缝合1～2针，Ⅰ期愈合。

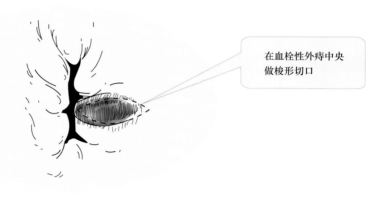

在血栓性外痔中央做梭形切口

a. 手术切口

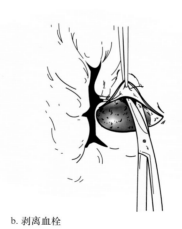

b. 剥离血栓

图33　分离摘除血栓

42. 结缔组织性外痔需要手术吗？

结缔组织性外痔又称赘皮痔，是皮肤下垂物和赘皮性外痔。由于肛缘皮肤皱襞增厚肥大，有结缔组织增生，呈黄褐色或褐黑色凸起。无出血，仅有异物感。偶尔染毒而肿胀时，才觉疼痛，肿胀消失后，赘皮依然存在。若发生在前后位，常由肛裂引起；若发生于截石位3、7、11点，多伴有内痔；若呈环状或花冠状，多发生于经产妇。

本病通常无明显症状，一般不需治疗。对反复炎症或皮赘较大、影响清洁卫生者，可酌情手术切除。

43. 静脉曲张性外痔有哪些特征？

由于肛门外痔静脉丛发生扩大、曲张，在肛缘形成的圆形或椭圆形柔软的团块，称为静脉曲张性外痔。平时不明显，在排便或下蹲等腹压增加时，肿物体积增大，并呈暗紫色，便后或卧床休息，或经按摩后肿物体积缩小变软。该病不疼痛、不出血，仅觉肛门坠胀或有异物感。本病一般不需治疗，若症状特别严重，患者又迫切要求手术，可行静脉曲张性外痔剥离术。

44. 外痔切除术有哪些手术技巧？

（1）结缔组织性外痔、单发炎性外痔：先以组织钳提起外痔皮肤，用中弯止血钳将欲切除的外痔由根部钳夹30秒（图34a），取下止血钳，再用剪刀顺钳痕剪除外痔，也可顺钳夹止血钳上方将外痔剪除（图34b）。

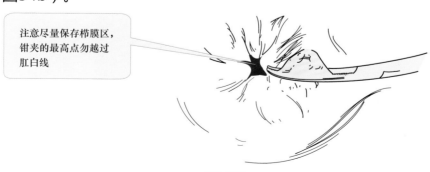

注意尽量保存栉膜区，钳夹的最高点勿越过肛白线

a. 钳夹外痔

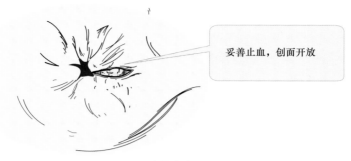

妥善止血，创面开放

b. 切除外痔

图34　结缔组织性外痔、单发炎性外痔的手术技巧

（2）静脉曲张性外痔：先用组织钳提起外痔组织，在外侧皮肤做"V"形切口（图35a），再用剪刀剥离皮下曲张的静脉丛（图35b），至肛管时缩小切口，尽量保留栉膜区。被剥离的组织钳夹后切除，

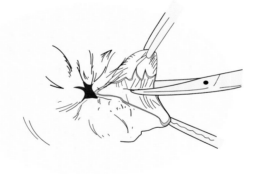

a. 做"V"形切口

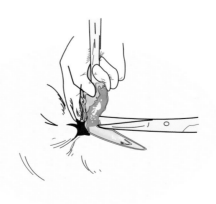

b. 剥离外痔静脉丛

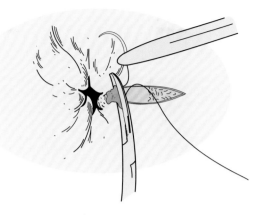

c. 在钳下以丝线结扎

图35 静脉曲张性外痔的手术技巧

并于钳下以丝线贯穿结扎，防止出血（图35c）。修整皮缘，创面呈"V"形，以利引流。油纱条嵌入创腔，纱布包扎固定。

45. 外痔切除缝合术有哪些手术技巧？

（1）环状静脉曲张性外痔：沿曲张静脉外缘做弧形切口至皮下（图36a）；沿切口向肛管方向潜行剥离曲张的静脉团块并全部剔除（图36b），电凝或钳夹后结扎止血。修剪皮缘，细丝线间断缝合皮肤皮下组织。用同样方法处理另一侧静脉曲张性外痔（图36c）。术毕消毒缝合的创面，无菌敷料加压包扎。

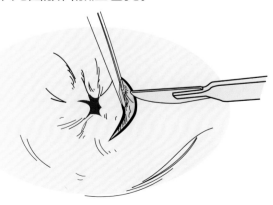

a. 沿痔外缘做弧形切口

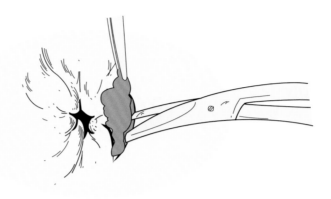

b. 潜行剥离痔静脉丛

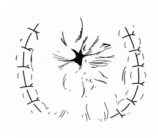

c. 缝合切口

图36　环状静脉曲张性外痔的手术技巧

（2）结缔组织性外痔：用组织钳钳夹外痔顶端并轻轻提起，用剪刀沿皮赘基底做放射状或梭形切口剪除外痔（图37a），修剪两侧创缘，用丝线全层间断缝合（图37b），外盖纱布包扎，术毕。

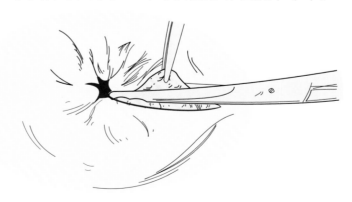

a. 沿皮赘基底剪除外痔

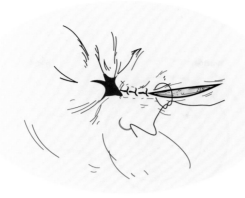

b. 间断缝合切口

图37　结缔组织性外痔的手术技巧

46. 什么是混合痔保留齿线术?

混合痔保留齿线术是由金定国创新的一种术式,术中不仅保留齿线区,而且有重建括约肌间沟的步骤,避免了混合痔术后肛管狭窄、排便困难及黏膜外翻等后遗症的发生,被《中国肛肠病学》《痔病》称为"金定国术式"。

本术式是微创手术。尽管Ⅲ～Ⅳ期混合痔经常脱垂,齿线已脱离原位下移,但因术中采用了"哑铃状"创口,应用可吸收线缝合,再加上悬吊的步骤,故术后仍能使肛门平整、保持正常功能。此术式获浙江省科技创新一等奖,是金定国全国名老中医药专家传承工作室的核心技术之一。

47. 混合痔保留齿线术有哪些手术技巧?

(1)在痔上动脉区用2-0可吸收线贯穿肌层缝扎1针(图38)。

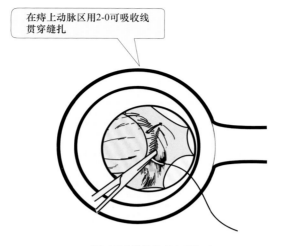

a. 用可吸收线缝扎痔上动脉区

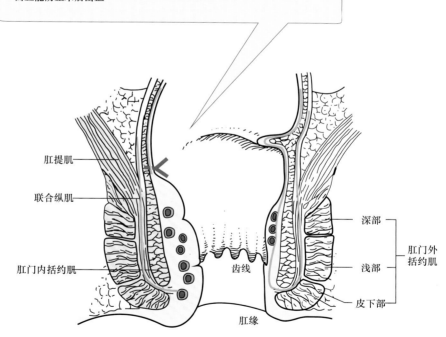

b. 痔上动脉区贯穿缝扎的作用

图38 混合痔保留齿线术手术技巧（一）

（2）用大弯止血钳沿直肠纵轴，夹住内痔基底部（图39）。

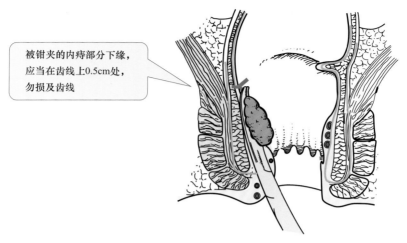

被钳夹的内痔部分下缘，应当在齿线上0.5cm处，勿损及齿线

图39　混合痔保留齿线术手术技巧（二）

（3）用7号丝线将内痔部分于钳下"8"字形贯穿结扎（图40）。

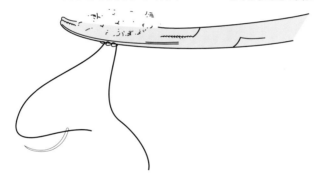

a. "8" 字形贯穿结扎内痔部分

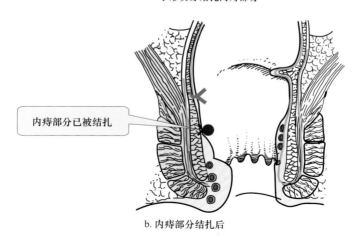

内痔部分已被结扎

b. 内痔部分结扎后

图40　混合痔保留齿线术手术技巧（三）

（4）以止血钳夹持外痔部分皮肤，用剪刀做一个长约1.5cm、宽约0.5cm的放射状切口，切口上端距齿线约0.5cm（图41）。

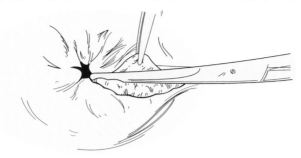

图41　混合痔保留齿线术手术技巧（四）

（5）牵开两侧皮缘，潜行剥离外痔组织，并切除。修剪皮缘，使保留的皮肤平整（图42）。

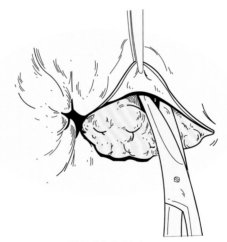

a. 潜行剥离外痔组织

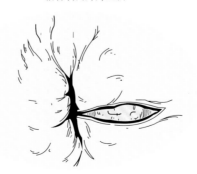

b. 剥离外痔组织后

图42　混合痔保留齿线术手术技巧（五）

（6）用3-0可吸收线在齿线下1cm处对准内括约肌下缘贯穿缝扎1针，重建括约肌间沟，最后以1号丝线间断缝合下方切口（图43）。同法处理其他痔核。

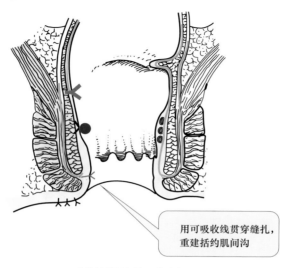

用可吸收线贯穿缝扎，
重建括约肌间沟

a. 重建括约肌间沟，并缝合切口

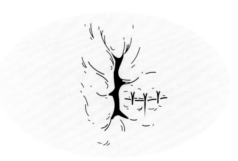

b. 以1号丝线间断缝合下方切口

图43　混合痔保留齿线术手术技巧（六）

（7）术后切口注射亚甲蓝长效止痛剂，肛内填以凡士林纱条，外敷塔形纱布，胶布固定。

48. 民间有"妈妈痔"的说法，怎么理解？如何治疗？

女性当了妈妈，就容易发生痔疮，民间又称"妈妈痔"。在准妈妈时期，子宫增大，从50克增加到约1000克，增加了20倍。再加上胎儿的重量，压迫于盆腔，使肛门局部静脉回流受阻，痔静脉压升高。在妊娠期，某些性激素，如孕激素、松弛素不仅使血管扩张，而且使组织松软。此时，肛垫组织呈松弛状态，容易下移发生痔疮。妊娠期雌激素水平较非孕期高25～40倍，雌激素刺激肛垫雌激素受体或直接作用于血管壁，使静脉丛扩张充血，并促使肠壁平滑肌舒张。又因妊娠时活动量减少，肠壁活动缓慢，粪便停留肠内时间延长，水分逐步被吸收，使粪便干结而便秘，便秘可使痔疮的症状加重。

十月怀胎，一朝分娩。分娩时，因用力努挣，加重了胎儿对产道的压迫，会使局部组织淤血，淋巴回流受阻，尤其是阴道与肛门之间，所以"妈妈痔"开始多发生在肛门的前方。怀孕分娩的次数越多，则痔疮的发病率越高。

对于"妈妈痔"的治疗，原则上采用保守治疗。建议患者食用膳食纤维含量高的食物，多喝水，定期排便，保持局部卫生等。

在妊娠3个月以内的痔疮患者，因为血中孕酮较低，会阴部的各种刺激均可反射性地引起子宫、阴道收缩，造成流产，而且各种药物对胎儿易产生影响，造成畸形，故此期为绝对危险期，不宜手术。

妊娠4～7个月，胎盘产生了足够的孕酮，此期妊娠进入相对安全期，会阴部位的一般性损伤刺激对子宫、阴道的反应较轻，故对急性血栓性外痔，可行损伤性较轻的手术，但对复杂且创伤性较大的手术、有习惯性流产及早产史者应禁忌，以防引起早产。

妊娠至8～10个月，更不宜手术治疗。因胎儿增大，胎头下降进入盆腔；多数孕妇因水钠滞留，加重了组织水肿，且孕酮、催产素的作用，使盆底筋膜、直肠内外括约肌松弛。如果采用手术，容易早产。此期可用中药水煎坐浴，外敷无刺激性的药膏，或应用直肠黏膜保护剂和润滑剂。在分娩后或婴儿断奶后进行手术治疗。

孕妇的痔疮症状会随着孕期的推移而不断加剧，所以建议患有较严重痔疮者在怀孕之前就进行治疗（包括手术）。

49. 超声刀痔切除术有什么优缺点?

超声刀可以说是现代升级版的手术刀,属高科技,是把电能转化为机械能,从而起到离断和关闭血管的功能。使用时没有电流通过人体。用于痔切除术的好处是术中不出血,边切除边止血,能减少焦痂形成,且疼痛轻微。术中烟雾少,提高了可视性;缺点是设备昂贵,费用较高。

三、肛　瘘　篇

50. 为什么说肛隐窝炎要早诊断、早治疗？

肛隐窝炎很常见，但又容易被忽视，如果不及时治疗，可继发肛周脓肿、肛瘘。

肛隐窝的解剖学特点：漏斗状开口向着肠壁的内上方。故便秘时粪块易擦伤肛瓣，腹泻时稀便粪屑易进入肛隐窝，容易发生肛隐窝炎（见问答7、图4）。感染可沿肛腺管进入肛腺，并向外扩散，形成不同部位的脓肿。脓肿自溃或经切开排脓后，绝大多数会形成肛瘘。所以，肛隐窝炎要早诊断、早治疗，以避免病症复杂化。

51. 肛隐窝炎有什么症状？

患者自觉肛门不适，伴排便不尽感、肛内异物感和下坠感。排便时感觉肛门疼痛，一般不甚剧烈，数分钟内可消失。如果括约肌受刺激发生痉挛则疼痛加剧，常可出现不排便时的短时间阵发性刺痛，并放射致臀部和股后侧。排便时常带少量黏液，此黏液在粪便前流出，有时混有血丝。如果并发肛乳头肥大并从肛门脱出，可使肛门潮湿瘙痒。

肛门指诊可发现肛门紧缩感，肛内有灼热感，肛隐窝病变处有明显压痛、硬结或凹陷，或可能摸到肿大、压痛的肛乳头。肛门镜可见肛隐窝及肛瓣充血、水肿，肛乳头肿大，隐窝口有脓性分泌物或红色肉芽肿胀。用探针探查肛隐窝时，可见肛隐窝变深，并有脓液排出。

52. 怎样治疗肛隐窝炎？

本病以保守治疗为主，包括内服、外治。

（1）中医辨证论治。

1）属湿热者，当清热利湿，可用止痛如神汤加减（见问答23）。

2）属阴虚内热者，当滋阴清热，可用凉血地黄汤加减（见问答23）。

（2）熏洗法：用苦参汤先熏后洗，每日1～2次。

（3）灌肠法：用消肿止痛药物调剂成糊状灌肠，常用金黄散，每日1～2次。

（4）急性期可配合抗生素治疗。本病大多为大肠埃希菌感染，也有变形杆菌、结核杆菌等。可根据药敏试验，选用药物。

若保守治疗无效且反复发作，形成局部脓肿或肛乳头肥大时考虑手术治疗。手术方法有切开引流术、切除术，可根据检查结果选择术式。

53. 什么是肛周脓肿？

肛周脓肿是肛管直肠周围脓肿的简称，是由最初的肛隐窝感染沿肛腺管进入肛腺，再向肛管直肠周围间隙播散，因此处特殊的解剖结构，故有横向、纵向及环状播散途径（图44），形成肛管直肠周围脓肿。

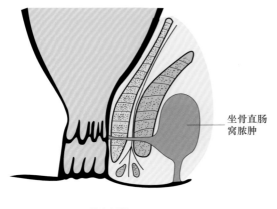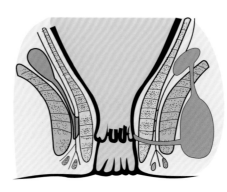

坐骨直肠
窝脓肿

a. 横向播散   b. 纵向播散

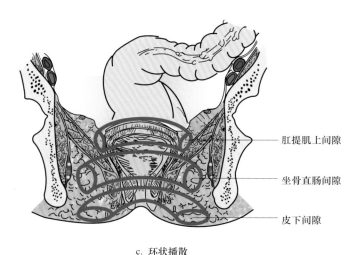

肛提肌上间隙

坐骨直肠间隙

皮下间隙

c. 环状播散

图44　肛周脓肿播散途径

54. 为什么一旦发现肛周脓肿，就要尽早手术？

肛周脓肿是化脓性疾病，一旦化脓就应立即手术。因为不及时切开排脓，会使感染扩散，病情复杂化，后期还会形成复杂性肛瘘。如果合并厌氧菌感染，可能侵犯筋膜而发展成坏死性筋膜炎、败血症、感染中毒性休克而危及生命。所以，肛周脓肿要尽早手术。

55. 什么是肛瘘？

肛瘘是肛周发生脓肿后的一种结局，急性期为肛周脓肿，慢性期为肛瘘。肛瘘由内口、瘘管、外口组成。内口一般在肛隐窝、外口在肛周，内、外口之间由管道相通。任何年龄均可发病。具有间歇性反复发作、经久不愈的特点。

56. 肛瘘会癌变吗？

肛瘘是会癌变的。据报道，肛瘘病史在10年以上者癌变率较高。

肛门黏液分泌增多，有异味，局部组织变硬或形成硬结，疼痛加剧，是肛瘘癌变的先兆。专家认为，肛瘘存在慢性炎症，长期的刺激会破坏局部的淋巴结构，使其监护细胞恶变的能力和免疫的能力降低，进而引起细胞变异，发生癌变。所以，建议肛瘘患者应尽早接受手术，因为只有手术才能根治肛瘘。

57. 为什么说复杂性肛瘘手术治疗难，难在"根深蒂固、节外生枝"？

简单的肛瘘，5分钟手术就能解决问题。而复杂性肛瘘，做一次手术不一定能成功。经常听到有患者说自己曾做过好几次手术，也没治愈。确实，复杂性肛瘘手术治疗难。难在哪里呢？就难在"根深蒂固、节外生枝"。

"根深"，指的是高位，瘘管穿过肛管直肠环的上1/3（见问答11），或者在肛管直肠环之上。"蒂固"，指的是瘘管管道堵塞不通，因慢性炎症使管壁与周围组织粘连。"节外生枝"，指的是不仅有主管道，还有多处分支。民间称肛瘘为"老鼠偷粪"，不知老鼠在地下打了多少个洞，错综复杂。传统的手术标准是找准内口、敞开瘘管、清除腐败组织。因为是高位，支管又多，手术达到以上要求是很难的。剖开瘘管会损伤肛管直肠环，损伤肛门括约肌，使肛门皮肤缺损，术后会发生大便失禁。既要避免这些严重的后遗症，又要把肛瘘治愈，医生感到棘手。所以，复杂性肛瘘被列为国际医学难题。

对于复杂性肛瘘，中医外科有挂线疗法、拖线疗法，都是祖国医学对肛瘘治疗的贡献。为了达到满意的疗效，如何传承名医经验，运用现代高科技，采用肛瘘栓、肛瘘镜等微创的方法，都是目前需要研究的课题。

58. 肛瘘有哪些主要症状？

（1）流脓：肛瘘外口可流出脓液，或夹血性黏液性分泌物。有时瘘口暂时封闭，不排脓液，可间歇性出现局部肿痛，于是封闭的瘘口又再次破溃排脓。

（2）疼痛：当瘘管通畅、炎症减轻时，无明显疼痛。当瘘管因脓液排出不畅而再次发生脓肿发炎时，则局部体温上升，且发生疼痛。

（3）瘙痒：因局部反复破溃流脓，会引起肛门皮肤潮湿瘙痒，有的还会形成湿疹。

（4）检查时在肛周皮肤上可见一个或多个外口，呈乳头状隆起，挤压时有脓性分泌物排出。外口数目越多，距离肛门越远，肛瘘越复杂。外口距肛缘5cm以内，一般为括约肌间瘘（见问答60），在5cm以外，则为经括约肌瘘。若瘘管位置较低，可循外口向肛门方向触及条索状瘘管。

59. 肛瘘有哪些特殊检查？

肛瘘的检查除视诊和触诊外（见问答58第4点），有必要进行一些特殊检查。

（1）探针检查：常用的探针有4种，即棒状球头探针、棒状有钩探针、有槽探针、镰状有槽挂线探针（图45）。前3种用于探查瘘管内口及走行方向，后者用于探查肛管直肠环以上的瘘管及挂线时使用。使用方法以球头探针为例，以探针循硬索通路进行探查，寻找内口，探查时必须耐心仔细，同时用左手示指伸入肛门，协助寻找内口，探查时忌用强力，以免造成假道。

（2）亚甲蓝标记法：将一块纱布放入肛内，将亚甲蓝从外口注入，如内口未闭，则纱布着色，即能帮助找到内口的位置。

（3）X线片：骨盆部正、侧位片，可以显示骨盆及骶尾骨骨质。若为骨结核或骨髓炎，可见骨质破坏，有脓腔、死骨片等。若为畸胎

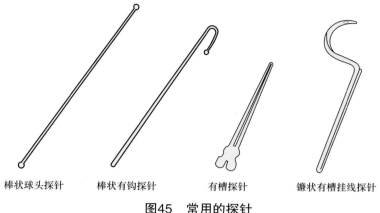

棒状球头探针　　棒状有钩探针　　　有槽探针　　　镰状有槽挂线探针

图45　常用的探针

瘤，可见钙化点、骨骼及牙齿，常有直肠向前移位。

（4）直肠腔内超声检查：可测定肛瘘范围、内口位置，管道、支管走行分布。在检测括约肌损伤程度及诊断克罗恩病引起的肛门直肠瘘等方面有显著优势。

（5）X线碘油造影：此种检查在术前可看到管道分支、弯曲情况。其方法是将一较粗的注射针头插入外口，注射碘化油（或碘化钠溶液），当患者感到胀痛时停止注入，然后在X线下观察其充盈情况，然后摄片。摄毕由于造影剂刺激有疼痛感，需进行冲洗。

（6）病理学检查：通过组织病理切片掌握其病理类型，排除结核、癌变等。必要时可多处选择标本。

（7）螺旋CT：用于复杂性肛瘘的临床辅助诊断。螺旋CT高级图像处理软件可以直观、立体地以任意角度显示瘘管病变二维、三维形态图像及瘘管和周围组织的相互关系。复杂瘘管可显示其深度、形态、管道走向全景，其空间立体感强，解剖关系清晰，有利于手术前病灶定位、手术方案的设计，对各种治疗后疗效评价也有重要指导价值。其良好的软组织分辨率、图像无重叠等优点，克服了X线造影检查的局限性。

（8）肛周MRI：MRI能明确显示瘘管的位置、大小、分支及走行，较为准确地显示内、外瘘口，并评价瘘管与肛管内、外括约肌的关系，为术前肛瘘准确分型提供依据，目前是肛瘘检查的"金标准"。

60. 肛瘘是怎样分类的？

根据瘘管与括约肌的关系，Parks将其分为4类，这是目前国际上较为公认的分类法（图46）。

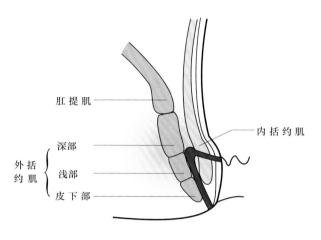

肛 提 肌

内 括 约 肌

外 括
约 肌 { 深部
浅部
皮下部

a. 括约肌间瘘：
瘘管只穿过内括约肌

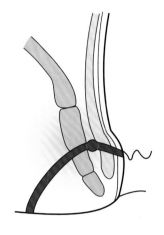

b. 经括约肌瘘：
瘘管穿过内、外括约肌

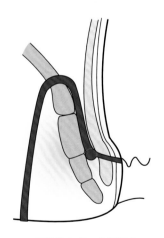

c. 括约肌上瘘：瘘管越过
肛提肌后，向下穿透该肌，
开口于肛门皮肤

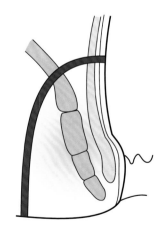

d. 括约肌外瘘：
瘘管与肛门括约肌无关

图46　肛瘘Parks分类

（1）括约肌间瘘（低位肛瘘）：该类肛瘘最常见，约占70%。瘘管只穿过内括约肌，外口距肛缘3～5cm。

（2）经括约肌瘘（低位或高位肛瘘）：此类肛瘘约占25%，瘘管不仅穿过内括约肌，还穿过外括约肌，外口距肛缘5cm以上。

（3）括约肌上瘘（高位肛瘘）：约占5%，瘘管向上穿过肛提肌，然后向下穿透皮肤。瘘管累及肛管直肠环，故治疗较困难。

（4）括约肌外瘘（高位肛瘘）：该类占1%。瘘管穿过肛提肌，直接与直肠相通。这种肛瘘常为克罗恩病、结直肠癌或外伤所致。

61. 什么是肛瘘Goodsall定律？

视诊肛瘘时，需观察外口位置，根据Goodsall定律，可以初步确定内口的大概位置（图47）。

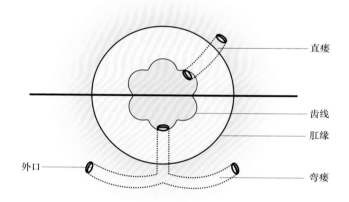

直瘘

齿线

肛缘

外口

弯瘘

图47　Goodsall 定律示意图

患者取截石位，通过肛门中心点画一横线，若外口在前方，肛瘘常是直形，内口多在相对应的肛隐窝；若外口在后方，内口常在肛门后正中肛隐窝。若横线后部左、右两侧同时有外口，两侧瘘管往往相通，称后马蹄形肛瘘。

有的文献将Goodsall定律称为"索罗门定律"，是因为在1900年，Goodsall与Miles合著的《肛门直肠疾患》中，详细阐述了内口与外口的关系，归纳为Goodsall定律。有的文献之所以又称为"索罗门定律"，是因为Goodsall-Miles表达他们所在的圣·马克医院及导师Salmon对此的认知和对他的尊重。

62. 什么是肛瘘切开挂线术？有哪些手术技巧？

挂线疗法早在明代已广泛应用，治疗的原理是利用结扎线（丝线或橡皮筋）的机械作用，以其紧缚所产生的压力或收缩力，使局部组织的血液循环受阻后缓慢切开，达到治疗的目的。

对于高位肛瘘采用低位部分切开，高位部分挂线的方法，称为"肛瘘切开挂线术"，是目前治疗高位肛瘘常用的手术方法。

手术技巧：

（1）用球头探针从外口探入，轻柔探查瘘道走向，自内口穿出，将球头拉出肛外（图48a）。

（2）切开或切除肛瘘低位部分所有管道、脓腔，清除纤维管壁及外口周围的瘢痕组织，术中保护肛管直肠环（图48b）。

（3）用丝线做成双套结，将橡皮筋用线结扎在自内口穿出的球头探针的头部，再由内口回入管道，将球头探针连同橡皮筋从外口抽出，使橡皮筋与丝线贯穿瘘管管道内、外两口（图48c、d）。

（4）提起橡皮筋，两端拉紧合并一处，血管钳收紧贯穿肛瘘高位部分管道处的橡皮筋，用丝线缚紧（图48e）。

（5）修剪创缘以利引流通畅，创面填塞油纱条压迫止血及引流，常规包扎固定。

本方法的优点是应用橡皮筋紧缩起到慢性切割和边切边愈合的目的。在逐渐切开时，深部已切开的组织逐步瘢痕愈合，避免了直接切开导致大便失禁。不足之处是在挂线过程中，疼痛是不可避免的并发症，可应用中药煎汤坐浴以缓解疼痛。术后控便功能有一定程度的下降也是手术并发症之一，可做肛门操（即提肛运动），以锻炼肛门括约肌（见问答3），当创面愈合，这种情况会逐渐改善的。

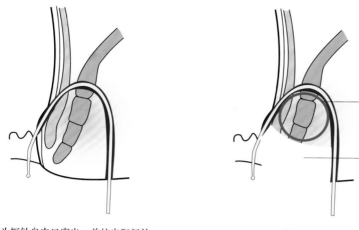

a. 球头探针自内口穿出，并拉出肛门外　　　　　b. 肛瘘的低位部分切开

肛管直肠环

切开部分

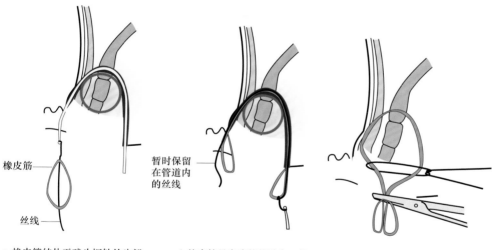

橡皮筋

丝线

暂时保留
在管道内
的丝线

c. 橡皮筋结扎于球头探针的头部　　　d. 橡皮筋贯穿瘘管管道内、外口　　　e. 用止血钳收紧橡皮筋，
　　　　　　　　　　　　　　　　　　　　　　　　　　　　　　　　　　于钳下作双重结扎

图48　肛瘘切开挂线术

63. 什么是肛门皮瓣推移术？有哪些手术技巧？

　　肛门皮瓣推移术是治疗复杂性肛瘘的手术方法之一，以肛门皮肤为瓣，包括皮下脂肪及部分肛管内括约肌，皮瓣上拉无张力缝合内口，外口开放引流或置入引流管引流。该方法治疗肛瘘成功率为70%～95%，无肛门失禁，可显著提高生活质量。此术适用于高位复杂性肛瘘、女性前侧肛瘘、控制较好的炎症性肠病并发的肛瘘。

手术技巧：

（1）先将瘘管外口做椭圆形切除，再将瘘管做隧道式挖除（图49a）。

（2）自内口上方做梯形舌状皮瓣，皮瓣应包括皮下脂肪及部分肛管内括约肌，上端宽2.0～2.5cm，基底部为顶部宽度的2倍（图49b）。

（3）切除皮瓣上缘内口部分。

（4）皮瓣上拉闭合内口，与齿线上方肛管黏膜无张力间断缝合（图49c）。

（5）外口开放引流或置入引流管引流。

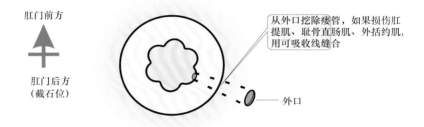

a. 瘘管做隧道式挖除

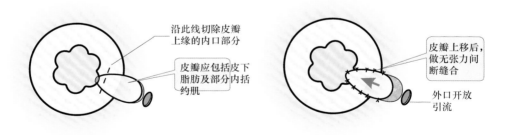

b. 自内口上方做梯形舌状皮瓣   c. 皮瓣向上推移

图49　肛门皮瓣推移术

本术式的优点是不损伤肛管外括约肌，创面小，避免锁眼样畸形，即使手术失败也不会造成患者肛门功能受损，可再次行皮瓣推移术或其他手术方式治疗，对后续治疗无影响。

64. 什么是直肠黏膜分瓣移行术？有哪些手术技巧？

直肠黏膜分瓣移行术是金纯于2015年创新的肛瘘术式，术中采用上下瓣黏膜移行缝合的方法治疗高位肛瘘，避免了只采用单瓣黏膜下移，而因张力过大容易引起回缩造成内口封闭失败的情况，从而提高了治愈率。该术有效地保存了肛管括约肌功能，是治疗高位肛瘘的微创术。

本术式又称"金纯术式"，入编于《痔病与肛瘘微创手术技巧图解》。其优点是保存了肛管括约肌和肛管皮肤，避免了肛门失禁、肛门变形、肛门漏液等后遗症的发生，且术后肛门疼痛较轻。

手术技巧：

（1）以球头探针从肛瘘外口经瘘管探入内口，从外口至内口完整地切除瘘管（图50）。

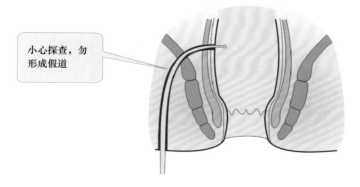

小心探查，勿形成假道

a. 球头探针从肛瘘外口经瘘管通入内口

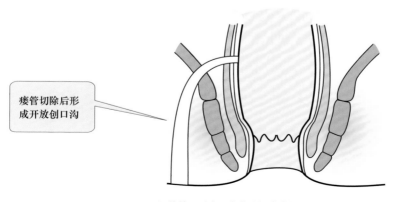

瘘管切除后形成开放创口沟

b. 从外口至内口完整地切除瘘管

图50　切除瘘管

（2）用电刀分别游离上下瓣黏膜，切除内口及其周围组织，用2-0可吸收线"8"字形缝合关闭内口；然后切除包含内口的黏膜瓣末端部分（图51）。

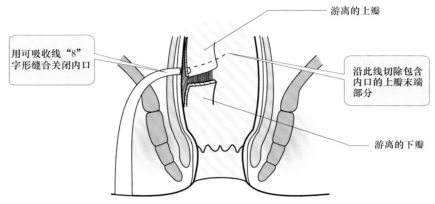

图51 分别游离上下瓣黏膜，缝合关闭内口

（3）将带蒂的黏膜分别修剪边缘后，对合覆盖至黏膜缺损处，采用3-0可吸收线做上下瓣缝合（图52），并关闭两侧角缺口。切除瘘管后的外口开放，填塞止血海绵或油纱条，加敷料包扎。

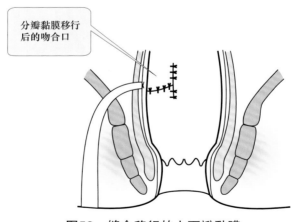

图52 缝合移行的上下瓣黏膜

65. 什么是隧道式对口拖线引流术？有哪些手术技巧？

隧道式对口拖线引流术是陆金根在继承顾氏外科大家顾伯华治疗肛瘘和肛周脓肿的经验基础上创立的一种中医外治方法。该技术具有创伤小、痛苦少、治愈率高、复发率低、愈合后形态好、后遗症少、疗程短、费用低等显著优势。此术可用于治疗单纯性肛瘘、复杂性肛瘘及泛发性肛周脓肿等肛肠疾病。

手术技巧：

（1）以银质球头探针自瘘管外口处探入（图53a）。

（2）探明内口的位置后，若能从外口直接至内口自然穿出，则将内口及主管道切开（图53b）或用橡皮筋挂开引流。

（3）对于复杂性肛瘘的支管部分处理方法：将10股7号医用丝线系于银质球头探针头部并引入支管道内，10股丝线两端打结，使之呈圆环状。放置在管道内的丝线应保持可予以转动的松弛状态（图53c）。

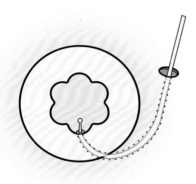

a.探针从外口探入

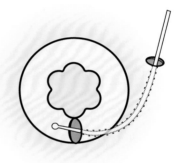

b.将内口及主管道切开

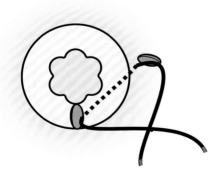

c.10股丝线引入管道后，两端打结

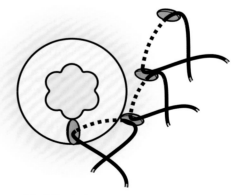

d.多根支管及长瘘可采用分段拖线

图53　隧道式对口拖线引流术

（4）若有多根支管及长瘘，可采用分段拖线处理（图53d）。

（5）术后7～10日的换药，是将提脓祛腐药九一丹或八二丹撒敷在丝线上缓慢拖入管道内蚀管。待引流创面及丝线上分泌物色泽清澈后，撤除丝线，一般为一次性撤除，必要时可分批撤线。

由于复杂性瘘管或泛发性脓肿位高、腔大，且瘘管腔隙走行复杂，传统的药线疗法不能充分引流。若用传统手术将多处病灶挂开或切开，对组织破坏较大，疗程长且易有后遗症。拖线技术将传统药捻疗法、挂线疗法与微创治疗理念有机结合，提出"以线代刀"治疗新观点，创立难愈性窦瘘类疾病治疗新方法。建立"气血瘀阻经络"病机新学说，明确拖线技术通过疏通经络、活血化瘀，促使脓腐化脱、脓出毒泄、邪去正复、新肌生长而促进窦瘘创面修复的中医理论，对进一步提高临床疗效起到关键的指导作用。

66. 什么是LIFT术？有哪些手术技巧？

LIFT术是经括约肌间瘘管结扎术的英文缩写，是由泰国Arun Rojanasakul（2007）提出。治疗经括约肌瘘，条索清晰明确者。如果瘘管伴有感染，可先采用挂浮线的方法，待瘘管纤维化后再采用LIFT术。治愈率为40%～90%。由于该手术不切开括约肌，故能避免术后肛门失禁的后遗症。

该术式优点是完整保留了内、外括约肌，不会造成肛门功能受损。也可用于克罗恩病肛瘘及人类免疫缺陷病毒（HIV）阳性患者。即使手术失败，还可以采用LIFT术再次手术。

手术技巧：

（1）将探针从外口探入，穿出内口，而后在括约肌间沟处做一弧形切口（图54a）。

（2）在括约肌间沟处钝性分离组织，暴露瘘管后，用弯血管钳将瘘管与周围组织游离（图54b）。

（3）用两把血管钳分别钳夹已游离的瘘管近内口侧及外口侧，并

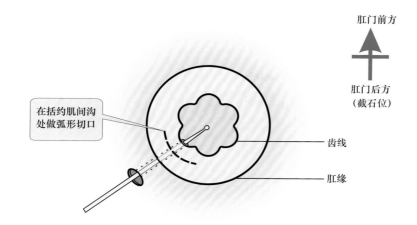

肛门前方

肛门后方
（截石位）

在括约肌间沟
处做弧形切口

齿线

肛缘

a. 探针从外口探入

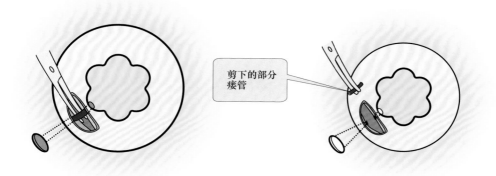

剪下的部分
瘘管

b. 游离瘘管

c. 切除部分瘘管，两断端分别缝扎

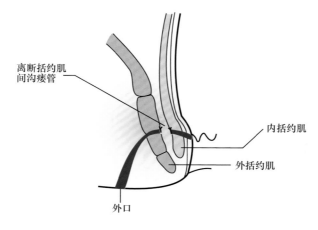

离断括约肌
间沟瘘管

内括约肌

外括约肌

外口

d. 冠状位示意图

图54　LIFT术

在中间剪开。

（4）用3-0圆针可吸收线将两血管钳处瘘管断端缝扎处理，同时切除部分瘘管组织（图54c）。

（5）对括约肌间外侧瘘管进行剔除，扩大外口，以便引流；内口只用刮匙搔刮，不留炎症病灶即可。术毕（图54d）。

67. 什么是LIFT-plug术与Bio-LIFT术？

LIFT-plug术与Bio-LIFT术就是结合了生物材料填塞术的优点开发的两种肛瘘术式。生物材料采用猪的小肠黏膜层脱细胞基质。前者是在括约肌间沟填塞生物补片，后者是在括约肌间沟外侧的瘘管填塞瘘管生物栓。两种术式的优点也是保留括约肌，避免手术后遗症。

68. 什么是肛瘘栓手术？有哪些手术技巧？

肛瘘栓手术作为治疗肛瘘的微创手术方式，已在国内外逐渐开展。该技术的理念是使用肛瘘栓（生物材料）为瘘管内组织的生长提供基质和支撑，以使瘘管愈合，不存在排便失禁的风险。适应证为经括约肌瘘及复杂性肛瘘。

复杂性高位肛瘘的治疗会使肛肠外科医生感到棘手，肛瘘栓因为易用性和安全性，已成为比较受欢迎的治疗选择。该术式的优点是手术创伤小，基本不影响括约肌功能，避免了肛门畸形等并发症的发生。

手术技巧：

（1）瘘道无明显感染，使用挂浮线引流瘘道，可长达6～12周。待瘘道成熟后实施手术。

（2）采用过氧化氢溶液冲洗瘘道，结合瘘管刷清洗瘘道，见到少量出血即可。清洗完毕后，瘘管刷留置在瘘管内。

（3）水合肛瘘栓：将栓子在生理盐水中浸泡1～2分钟。

（4）将肛瘘栓细端连接瘘管刷的内口端，确定打结牢固后，将肛瘘栓从内口向外口拉出（图55a）。

（5）用可吸收线"＋"字交叉缝合，将肛瘘栓与直肠壁固定，尽可能将肛瘘栓包埋于黏膜下。

（6）修剪外口处多余的肛瘘栓，使肛瘘栓的末端不超过皮肤，不予缝合固定，外口敞开（图55b）。

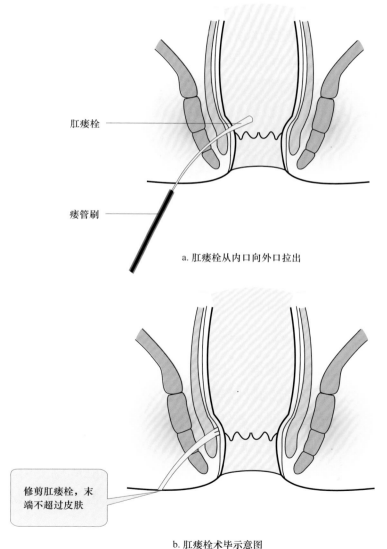

肛瘘栓

瘘管刷

a.肛瘘栓从内口向外口拉出

修剪肛瘘栓，末
端不超过皮肤

b.肛瘘栓术毕示意图

图55　肛瘘栓手术

69. 什么是肛瘘镜手术？

"肛瘘镜手术"称为"视频辅助肛瘘治疗术"，是应用肛瘘镜（图56）进入瘘管腔内，在直视下能精确识别主管、支管和内口，并电灼瘘管壁。手术分两个阶段：诊断阶段和治疗阶段，诊断阶段主要为正确定位内口及支管和慢性脓肿，治疗阶段主要为清理瘘管壁，并关闭内口。

该手术的优点是创伤小，能保护肛门括约肌，住院时间短，术后恢复快，但需要肛瘘镜等特殊设备。

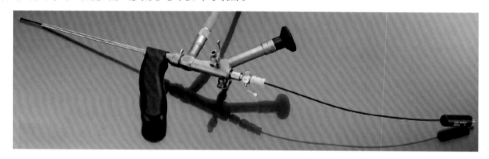

图56　肛瘘镜

70. 什么是肛周克罗恩病？如何治疗？

克罗恩病是一种慢性、复杂性、原因不明的肠道炎症性疾病。其主要临床表现为腹痛、腹泻、发热、腹部肿块、肛周病变等。本病分布于世界各地，国内发病较欧美国家少见，但近20年来有增多的趋势；男女发病无显著差别，老幼均可罹患，但以20～40岁发病者为多（占半数以上）。因本病于1932年由克罗恩（Crohn）等最早描述，故被世界卫生组织命名为克罗恩病。克罗恩病的肛周病变可早于肠道症状出现，包括肛周皮肤病变（皮赘、痔疮）、肛裂、肛管溃疡、狭窄、肛周脓肿、肛瘘、直肠阴道瘘等。

据文献报道，克罗恩病有14%～43%的患者发生肛瘘；19%的患者发生肛裂，其中有20%发生在肛门的侧方；12%的患者可见空洞样的肛管或直肠溃疡。直肠或肛门的反复慢性炎症及瘘管形成，可导致肛门狭窄。

肛周克罗恩病的治疗原则：①主张多学科综合治疗；②个体化治疗；③肠道克罗恩病活动期应首先或者同时控制肠道病变；④肛周克罗恩病如果症状比较轻则无须处理；⑤外科手术应尽量保守。

肛周脓肿及肛瘘是克罗恩病肛周病变中最难处理的。一旦发现肛周脓肿，首要措施是进行有效而彻底的引流。如果过度使用非手术方法，往往由于急慢性感染导致括约肌损伤和肛门狭窄。对于肛瘘，可分简单性和复杂性。简单的肛瘘，位置较低，采用切开术可获得良好效果。要尽量避免采用瘘管切除术，以免出现伤口迁延不愈。复杂性肛瘘位置较高，有多个外口，可选用拖线疗法、肛瘘栓疗法、LIFT-plug手术等。近几年较新的方法还有应用干细胞治疗促进瘘管闭合。克罗恩病的肛周脓肿和肛瘘，其治疗成功与否很大程度取决于直肠的情况，所以多学科综合治疗显得尤为重要。

71. 直肠阴道瘘怎么治疗？

直肠阴道瘘是指直肠与阴道之间产生了瘘道。轻者常觉阴道疼痛，并产生反复发作的阴道炎，重者有时有粪便从阴道流出，有时为气体排出。其发病原因，有的是先天畸形、先天发育不良，有的是后天诸多因素所为，如产伤、直肠手术并发症、放射性损伤、性暴力等人为外伤。少见的原因包括硬化剂注射、PPH术后等。

直肠阴道瘘分类：

（1）根据瘘口的大小来分，瘘口直径＜2cm称为小瘘，直径≥2cm称为大瘘。

（2）根据瘘管位置的高低来分，分别为高位、中位、低位直肠阴道瘘。

治疗方法：小而新鲜的瘘有自愈的可能，可保守治疗6~12周，仍未见愈合者可考虑手术。对于中位、低位直肠阴道瘘常采用局部修补的方式。高位直肠阴道瘘需开腹或应用腹腔镜进行手术。

直肠阴道瘘是一种难治的疾病，需要有经验的医生选择合适的手术方法，才能达到满意的疗效。

72. 婴幼儿肛瘘怎么治疗？

婴幼儿肛瘘与成人肛瘘有明显区别，多发生于肛门两侧，比较浅，有自愈倾向。

小儿的肛隐窝多呈漏斗状，有的窦大而深；肛管很短，出生9个月前平均只有4mm；新生儿肛门括约肌比较松弛。这些特点会使肛管容易自然翻出，导致肛隐窝感染，引起肛周脓肿、肛瘘。又因为在婴幼儿时期，特别是男性婴幼儿，受来自母体和自身睾丸分泌的雄性激素的作用，肛门皮脂腺分泌旺盛，就像脸部的痤疮一样，容易感染，发病的男性与女性之比为51：1。也有学者认为尿布皮炎引发及婴幼儿免疫功能低下等均为其病因。

治疗方法：

（1）保守治疗：1岁以内首选保守治疗，1岁以后如无自愈倾向改用手术疗法。但也有学者主张积极早期手术，以免单纯性肛瘘复杂化。

（2）手术治疗：可选用瘘管切开术或挂线疗法。

四、肛裂篇

73. 什么叫肛裂及肛裂"三联征"?

肛管皮肤全层裂开并形成感染性溃疡者称为肛裂。任何年龄都可发生,但多见于青壮年。肛裂的临床特点以肛门周期性疼痛、出血、便秘为主。其发生的位置一般在肛管的前、后方,以后方多见。如果侧方发生肛裂,应怀疑患肠道炎症性疾病、病毒感染性疾病或肿瘤的可能。

肛裂经常合并裂口外痔(又称前哨痔、哨兵痔)和肛乳头肥大,此即所谓"肛裂、裂口痔、肛乳头肥大"三联征。

74. 什么是肛裂周期性疼痛?

肛裂的主要症状是排便时和排便后周期性肛门疼痛,少量便血、色鲜红,可伴有大便秘结。

所谓周期性疼痛,是指患者在排便时有肛门剧烈疼痛,排便后稍有缓解,然后出现持续而剧烈的疼痛,持续时间达1～10小时(图57)。

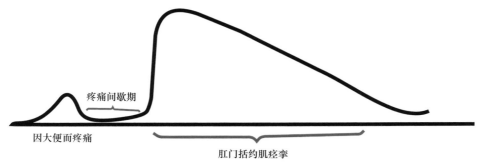

疼痛间歇期

因大便而疼痛

肛门括约肌痉挛

图57　肛裂的疼痛周期

75. 肛裂如何分类？

简单地说，肛裂可分为急性肛裂（即早期肛裂）和慢性肛裂（即陈旧性肛裂）。

急性肛裂发病时间短，仅在肛管皮肤上见一小的梭形溃疡，创面浅而色鲜红，边缘整齐，有弹性。

慢性肛裂病程较长，反复发作，溃疡深达皮下组织，边缘呈"缸口"样增厚，弹性差。慢性肛裂可见"三联征"（见问答73）。

76. 肛裂有哪些治疗方法？

（1）保守治疗

1）保持大便通畅，可多食水果、蔬菜；应辨证论治服用中药。不可自行滥用泻药，长期服用泻药会导致肛管狭窄，或出现泻药依赖。

2）参花洗剂（见问答102）熏洗坐浴，以改善局部血液循环，减轻肛门括约肌的痉挛，缓解疼痛，促进溃疡愈合。

3）局部涂用硝酸甘油软膏，硝酸甘油可以松弛肛门括约肌，缓解痉挛、减轻症状；松弛血管平滑肌，舒张血管，增加局部的血供，促进溃疡的愈合。或选用保护黏膜、润滑肠道、止痛止血的栓剂塞入肛门，以消除和改善症状。

（2）手术治疗

1）扩肛疗法：适用于急性肛裂或慢性肛裂不并发肛乳头肥大及前哨痔者。方法是以四指扩张为度，扩张时间一般为6分钟。男性患者应向前后扩张，以免手指与坐骨结节接触而影响扩张。此术方法简单，患者痛苦小，创面恢复快；但复发率较高。

2）肛裂切除术：适用于伴前哨痔、皮下瘘、肛乳头肥大等有病理性改变的慢性肛裂。方法是沿肛裂溃疡正中做纵行切开，上至齿线，下达溃疡口外端0.5～1.0cm，切口深度以切开溃疡中心、切断部分括约肌至手指无紧缩感为度，此时肛管可容两指。同时将前哨痔、肥大肛乳头、皮下瘘及感染的肛隐窝组织一并切除，修剪创缘，包扎固定。

此术仅用于肛门后位，对前位实施应慎用，尤其是女性患者。

3）纵切横缝术：适用于慢性肛裂伴有肛管狭窄者。方法是沿肛裂正中做一纵切口，起自齿线上0.5cm，止于肛缘外0.5cm，切断部分内括约肌，同时将前哨痔、肥大肛乳头、皮下瘘一并切除，然后纵切横缝，缝合时带入部分基底组织，缝合张力不宜过紧。术后5~7天拆线。

五、直肠脱垂篇

77. 直肠脱垂是怎么回事？

直肠脱垂是指肛管、直肠黏膜、直肠全层和部分乙状结肠向下移位或脱出于肛门外的一种疾病。中医学称其为"脱肛"。

根据脱垂的位置可分为外脱垂和内脱垂两种。

（1）外脱垂：指脱垂部分脱出于肛外，可分为三度。

Ⅰ度：为排便时直肠黏膜脱出肛外3cm左右，便后能自行复位。

Ⅱ度：为排便时直肠全层脱出，长度在4～8cm，必须用手复位。

Ⅲ度：为排便时肛管、直肠和部分乙状结肠外翻脱出，长达8cm以上，用手压迫较难复位，脱出的黏膜糜烂、肥厚。

（2）内脱垂：指脱垂部分在肛管直肠内，也称为内套叠，可分为三类。

1）直肠前壁黏膜内脱垂：指松弛的直肠黏膜脱垂于肛管上部的前方（图58）。

2）直肠黏膜内套叠：松弛的黏膜脱垂或全层肠壁在直肠内形成环形套叠（图59）。

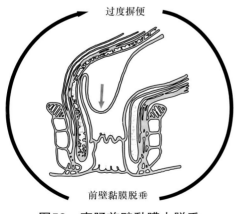

图58 直肠前壁黏膜内脱垂

3）直肠全层内套叠：即套叠和脱垂的鞘在肛管（图60）。

直肠外脱垂常发生于老年人（与直肠周围支持结构松弛有关）和儿童（与骶骨发育不全有关）。直肠内脱垂常见于女性，男女比例大概为1∶6。经产妇更多见，50岁以后是患病的高峰年龄。

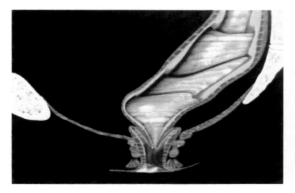
图59 直肠黏膜内套叠

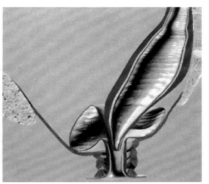
图60 直肠全层内套叠

78. 为什么说直肠内脱垂是外脱垂的预兆？

因为在直肠外脱垂的发病过程中需经历内脱垂的阶段，两者都有相同的解剖病理学改变，即肛提肌发育缺陷、直肠子宫陷凹（男性为直肠膀胱陷凹）加深、乙状结肠冗长、肛门括约肌松弛。有的患者还伴有阴道脱垂、子宫脱垂、子宫后倾等盆底器官脱垂的病理改变。当直肠内脱垂得不到治疗，症状不断加重，久而久之，直肠就"跑到"肛门外了。所以说直肠内脱垂是外脱垂的预兆。

79. 为什么会发生直肠脱垂？

中医认为直肠脱垂的病因为脾虚气陷，不能固摄，致直肠下滑脱出；或平素气虚，摄纳失司，复染湿热而脱。现代医学认为本病是多种因素综合作用的结果，其主要病因有：

（1）解剖学因素：①小儿的骶骨弯未发育完全，直肠缺乏骶骨的有效承托，腹压会直接作用于直肠，容易发生脱垂；②发育的个体差异，如直肠与周围结构间的固定比较松弛或直肠黏膜下层比较松弛，就容易发生直肠内脱垂。

（2）多次妊娠与分娩：在妊娠期间，直肠极易受腹压的作用而下垂；阴道分娩可直接或间接破坏盆底肌肉与神经，且产次越多，损伤越大。因此，分娩创伤是导致直肠脱垂的高危因素。

（3）雌激素水平低下：因为绝经后的妇女体内雌激素分泌迅速减少，使盆底结缔组织张力减小并失去弹性，这些变化加重了先前已有妊娠分娩等因素造成的损伤。所以，直肠内脱垂多是50岁以上的经产妇女。

（4）慢性腹内压增加：长期便秘、慢性咳嗽、重体力劳动、长期站立负重及穿紧身胸衣、用力屏气等，可使腹压在短期内骤增，由于高腹压导致盆底肌超负荷，从而破坏了盆底支持组织而引起直肠脱垂。

（5）其他因素：如衰老、肥胖、过度消瘦、手术史及重度内痔脱垂等。内痔的经常脱垂，必将牵拉上方的直肠黏膜下垂。

80. 如何诊断直肠脱垂？

直肠脱垂包括外脱垂和内脱垂。

直肠外脱垂容易诊断，只要通过观察脱出物一般即可确诊（见问答77）。患者取蹲位，做排便动作，使脱垂发生。单纯黏膜脱垂一般不超过4cm，有放射状黏膜沟，指诊可摸出脱垂部分为双层折叠黏膜；全层脱垂长度一般在4cm以上，黏膜皱襞是环状沟，指诊可摸出脱垂部分为肠壁全层折叠组成。如果在靠近肛门的位置看到齿线，说明有肛管脱垂。

直肠内脱垂的诊断要结合症状进行相关的检查。常见症状为排便不尽感、肛门阻塞感，有时下腹坠痛不适，排便不畅，便次增多。直肠内脱垂是因为黏膜下层松弛，黏膜与肌层分离，当直肠收缩时，肌层与黏膜不能同步。便前是黏膜下垂引起便意；便后是黏膜不能随直肠肌层回缩，仍感便意未尽，直至黏膜自身的弹性复原，便意才能消失。患者的经验是平躺一会，才能感到舒服，否则肛门部位总是会有下坠感。

内脱垂者，直肠指诊时可在直肠壶腹摸到折叠的黏膜，柔软而光滑，可上下移动，脱垂部分与肠壁之间有环形的沟。肛门镜检查、排粪造影等可帮助确定诊断。

排粪造影是将模拟的粪便（如钡糊）灌入直肠，患者坐在特制的马桶上进行X线检查。分别观察和拍摄静息、提肛、排便等状态下的照片并进行分析。有的医院还可采用磁共振成像（MRI）排粪造影，其优点是无射线照射。

81. 直肠脱垂与痔疮脱出如何区别？

直肠脱垂，中医称"脱肛"。有的患者初到门诊室，就诉说自己"脱肛"，经医生检查后，患的是内痔脱出，不是"脱肛"。这两种病都有肿物从肛门脱出，容易混淆。

直肠脱垂与痔疮脱出二者的鉴别要点在于脱出物的颜色、形状及是否有疼痛感。

直肠脱垂是直肠黏膜或直肠全层脱出肛门，颜色是淡红色的，脱出呈同心圆状，无明显疼痛感；痔疮脱出是充血水肿的Ⅱ、Ⅲ、Ⅳ期内痔脱出，颜色是紫红色的，脱出的3个母痔之间会有明显的分界线。如果是母痔子痔多个脱出，就会呈梅花瓣状，且伴有疼痛感。

另外，直肠脱垂的反复发生，会使肛门括约肌松弛；而内痔脱出，因其表面发炎水肿，有的纤维增生，会刺激肛门括约肌发生痉挛，常导致肛门处于紧缩状态。直肠脱垂与痔疮脱出是两种完全不同的疾病，在肛门的松紧度方面也是有区别的。

82. 为什么女性直肠内脱垂常合并直肠前突？

据报道，直肠内脱垂者有52%合并直肠前突。在直肠和阴道之间有一层筋膜称直肠阴道隔（图61）。分娩时，在胎头下降过程中，巨大的强力冲击和压迫，使直肠阴道隔过度伸展而受到损伤，如果局部结缔组织存在发育缺陷，就会发生直肠前突（图62）。盆底松弛者，往往并发会阴下降（见问答4；图63）。而直肠内脱垂，对女性来说，又是多发症。故直肠内脱垂常会合并直肠前突，其症状为直肠、会阴及阴道有肿胀感，肛门部有梗阻感，便秘和排便不尽感。部分患者需用手按压会阴以协助排便。或用手指插入阴道内按压阴道后壁才能排出粪便，这是直肠前突的特有症状。部分患者还可出现黏液血便、性交困难或疼痛。重度的直肠前突可用手指将阴道后壁推至阴道外口。

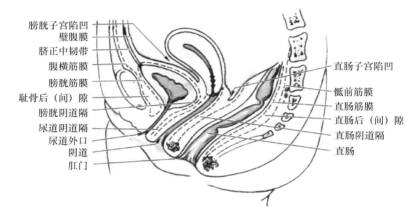

图61　女性盆腔矢状面

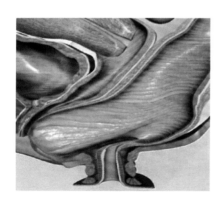

图62　直肠前突

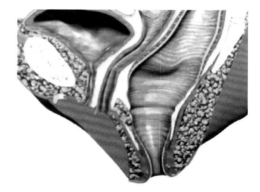

图63　直肠内脱垂伴会阴下降

83. 为什么有些直肠脱垂会发生黏液血便？

直肠外脱垂者其黏膜下血管被牵拉而破裂，大便后又经常以手上托复位，可造成直肠黏膜损伤，致溃疡形成。内脱垂者排便困难，若用手指插入肛门诱导排便，或掏出粪便，容易导致黏膜炎症反应，形成溃疡；若直肠黏膜底端嵌顿于肛管上方，受外括约肌强力收缩，导致黏膜受压缺血，也易形成溃疡。多数溃疡较表浅，边界清楚，常发生于直肠前壁及前侧壁，医学上称为孤立性直肠溃疡。表现为排便困难，有排便不尽感、肛门下坠感，排黏液血便。

直肠脱垂并发孤立性直肠溃疡者，可通过直肠指诊、排粪造影及电子肠镜检查，经组织活检，可准确诊断此病。

84. 直肠脱垂有哪些保守治疗方法？

（1）避免各种诱发因素：如久坐久站、负重远行、便秘腹泻、长期咳嗽等。

（2）均衡营养、规律生活、便后按摩：保持饮食营养的均衡，微量元素要在正常范围之内。多食水果、蔬菜，养成定时排便的习惯。每次大便后以温水清洗肛门，并用手指进行肛门按摩，即从肛门外前、后、左、右四个方位向肛门里推几下，以助肛门括约肌的正常收缩，有预防直肠脱垂的作用。

（3）外脱垂的直肠应及时还纳：当直肠脱出于肛门之外，必须立即予以复位。患者采用侧卧位，在脱出部分涂上润滑油，用手轻压，使脱垂缩小，而后慢慢地将直肠推入肛门，并用手指插入肛管，将脱垂部分推到肛管直肠环上方，外垫纱布，以"丁"字带或无菌贴敷紧压固定。

（4）外脱垂者可用中药熏洗：苦参15g，槐花15g，石榴皮15g，五倍子15g，明矾15g，生甘草15g。水煎熏洗，每日2次。

（5）服用中药补中益气、升阳举陷：如补中益气丸。

（6）内脱垂者做膝胸位提肛运动：患者采用膝胸位（图64），

将臀部及大腿用力夹紧，当吸气时紧提肛门，稍闭一下，然后作呼气动作，全身放松，此为1动，每次10动（也可少做几动，量力而行），早晚各做1次。之所以采用膝胸位，是利用地心引力的作用利于直肠及其他器官复位，可取得更好的效果。

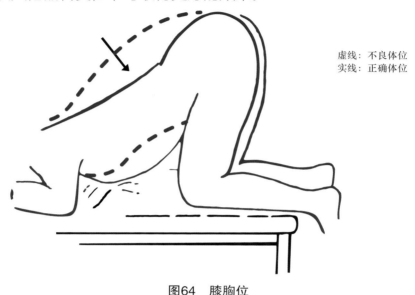

虚线：不良体位
实线：正确体位

图64　膝胸位

85. 直肠脱垂有哪些常用手术方法？

对于直肠脱垂的手术，方法繁多，国内外达200多种，疗效不一。在此介绍我们常用的治疗方法：

（1）注射治疗：注射用的药物可为聚桂醇，采用点状注射还是柱状注射由医生决定，注射药物的总量一次不超过10ml。其原理为应用硬化剂使移位的直肠黏膜或直肠系膜与周围组织粘连固定。适用于小儿或年老体弱不宜手术者。

（2）直肠黏膜间断缝扎加高位注射术：适用于直肠远端黏膜脱垂和全环黏膜脱垂，以及直肠全层内脱垂者。本术式为金定国创新术式，曾获浙江省中医药科技创新奖，该项技术入编《中华结直肠肛门外科学》。

（3）PPH术、TST术、STARR术：PPH术为环状切除直肠黏膜4~5cm，直接消除直肠黏膜的内脱垂和松弛。TST术为改良PPH术，术中应用了开环式肛门镜，避免了术后直肠狭窄的后遗症，被称为微创术中的"微创"（见问答33、37）。STARR术为经肛门吻合器直肠切除术，是利用两把PPH手术器械，一上一下，一前一后，分别完成直肠前、后壁的切除。经研究报道表明，STARR术后1年症状改善率达80%~90%，与传统手术相比具有效果好、疼痛轻、住院时间和手术时间短，并发症少、恢复快等优点。

六、其他肛门直肠疾病篇

86. 什么是肛乳头、肛乳头肥大、肛乳头瘤?

人体直肠的下端与肛管相连,直肠的直径比肛管的直径长,在连接处的上方会形成纵行的皱襞,叫肛柱,也称直肠柱,在柱的下端有米粒样乳白色的上皮突起,这是正常状态的肛乳头,一般有6～10个,两个肛乳头之间有肛窦,也称肛隐窝,窝口有层皮瓣,为肛门瓣,也称肛瓣;肛窦的深部有肛腺管、肛腺。肛乳头、肛窦、肛瓣高低不同形成一条锯齿状的线,叫齿状线,也称齿线。肛窦炎或肛裂等炎症刺激都会导致肛乳头肥大增生,称为肛乳头肥大或肛乳头瘤。这是病理状态的肛乳头(图65)。肛乳头瘤长数厘米不等,有的长达7cm左右,如生姜状,会脱出于肛门。

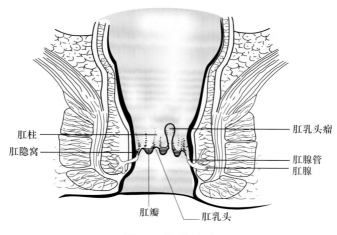

图65　肛乳头瘤

87. 肛乳头瘤会癌变吗?

肛乳头瘤属于良性肿瘤,基本不会癌变。治疗方法也很简单,可用电刀切除或结扎切除。但是，因为肛乳头瘤是炎症刺激的结果，极个别也有癌变的可能，所以为防万一，切除的肛乳头瘤应送病理检查确诊。

88. 肛乳头瘤与直肠息肉怎样区别？

肛乳头瘤长在齿线上，表面覆盖皮肤，不出血。直肠息肉长在直肠里，表面覆盖黏膜，容易出血。其实"息肉"二字，只是一个笼统的概念，黏膜上凡有可见的突起，无论其部位、大小、形状、组织类型有何不同，均称为息肉。直肠息肉分为肿瘤性息肉和非肿瘤性息肉。肿瘤性息肉依其组织形态又分为管状腺瘤、绒毛状腺瘤和绒毛状管状腺瘤。有学者统计，管状腺瘤癌变率为8.6%，绒毛状腺瘤癌变率为62.5%，绒毛状管状腺瘤癌变率为22%。所以，患肿瘤性息肉者，要及早切除；患非肿瘤性息肉者应严密监测，必要时手术切除，并定期复查。

89. 什么是锁肛痔？

中医学所谓的"锁肛痔"相当于西医的肛管直肠癌。有学者认为还应包括肛周皮肤癌。在疾病晚期，肛门直肠如竹节锁紧，排便困难，故形象地称为锁肛痔。中医文献《外科大成》曰："肛门内外如竹节锁紧，形如海蜇，里急后重，便粪细而带扁……。"

其发病与慢性炎症、腺瘤恶变、性病、吸烟、酗酒、膳食与遗传等因素有关。

锁肛痔是发生在肛门肛管直肠的恶性肿瘤，应做到早发现、早诊断、早治疗，选择手术、放疗、化疗，并辅以中药扶正抗癌。中医中药还能有效降低放疗、化疗的毒副作用，改善生活质量，提高远期疗效。

90. 为什么说结肠镜检查要把握"救命的10年"？

大肠癌又称结直肠癌，包括结肠癌和直肠癌。从正常黏膜到大肠癌是经历了"正常黏膜→黏膜上皮增生→腺瘤性息肉→腺瘤性息肉逐渐增大→结直肠癌"这样一个顺序发展的过程，这个过程通常需要历时10年左右。为了预防大肠癌，要及时进行结肠镜检查，务必把握这"救命的10年"。

早期的肿瘤是没有症状的，只有结肠镜检查才是诊断的"金标准"。市面上任何其他肿瘤筛查产品，都仅仅是粗筛，达不到精准的水平。国际医学共识是50岁以上需进行结肠镜筛查，由于我国目前对早期癌的发现率不到10%，所以学者们建议40岁以上应该做结肠镜筛查，50岁以上必须做结肠镜筛查。只有把握这"救命的10年"，才是早期发现癌前病变的上上策。

91. 为什么有的人大便像"猫屎"？

"猫屎"，是大便变细的形象比喻。大便变细是肛门狭窄的表现。这里所说的"肛门"，是一个模糊的概念。严格地说，肛门狭窄应包括肛门、肛管、直肠的狭窄。发生于肛门、肛管的称低位狭窄，发生于直肠的称中、高位狭窄；从狭窄的形态来分，有线状、环状与管状的区别；从狭窄的程度来分，又分为轻度、中度、重度三种，轻度者仅能通过示指，中度者仅能通过小指，重度者仅能通过筷子。

发病原因分先天与后天，先天性肛门狭窄是发育畸形所致，后天性肛门狭窄主要是炎症、肛瘘瘢痕形成、注射硬化剂过量、手术过多切除肛管皮肤及PPH术后并发症等引起。有的是肛肠肿瘤压迫所致，应仔细检查，加以区分。

治疗：扩肛疗法适用于轻度肛门狭窄者，可以采取手指扩肛或不同直径肛门镜扩肛，手指扩肛是最简单、经济的方法，教会患者自己或其亲属戴上无菌手套，涂上润滑油，依次用小指或示指缓慢扩肛，每次6分钟，每天一次，常需2个月，甚至1年。除肿瘤以外的严重狭窄和扩肛无效的中度狭窄，需手术治疗。手术方式有切开术、纵切横缝术、"Y-V"成形术等，根据肛门狭窄的不同情况选用不同的术式。

92. 什么叫便秘？如何分类？

每周大便少于2次，粪块干结，排便困难费力者为便秘。超过6个月者为慢性便秘。正常人最好每天大便1次，每次不超过8分钟，而且定时排便。有的人1天大便3次，或者3天大便1次，只要是大便成形，排便后感到舒服，也属正常。

便秘有器质性与功能性之分。发生了便秘，应先去医院排除器质性原因，如肠道肿瘤。无明确病因者，多为功能性便秘。功能性便秘按肛肠动力学和功能改变的特点分为三种类型，即慢传输型（在结肠部位大便通过非常缓慢）、出口梗阻型（大便在直肠肛管处受到阻碍）及混合型（以上两者兼有）。只有分清便秘的种类，治疗效果才会好。

便秘不是病，只是一个症状。但有的原因复杂，治疗效果不理想，使医生感到棘手，于是在病历上写"顽固性便秘"，在教科书里并没有这个诊断，只是说明有的便秘治疗难度大，医生也感到无奈。尤其是老年人和妇女的便秘，有的确属疑难病症。

93. 便秘有哪些危害？

（1）引发肛肠疾病：大便在直肠停留过久，有毒的物质会刺激直肠黏膜引发直肠炎；干燥粗大的粪块在排便时将肛垫往下推，会发生痔病，擦伤肛瓣、肛乳头会引发肛窦炎，继而发生肛周脓肿、肛瘘；大块而坚硬的粪便会撑裂肛管皮肤发生肛裂；过度用力排便，有的会引起脱肛。

（2）对消化系统的影响：慢性便秘会引起胃肠功能紊乱，导致食欲不振、腹胀、嗳气、口臭、肛门排气增加等症状。

（3）对神经-内分泌系统的影响：如头晕、头痛、乏力、心烦、失眠、脾气暴躁，面部易长黄褐斑和痤疮。

（4）诱发心脑血管疾病：便秘会导致屏气用力排便，使腹部压力增高，而增高的腹压会使心脏排血阻力增加，使血压升高、心肌耗氧量增加，导致心脑血管疾病的发生，如心绞痛、心肌梗死、脑出血等。

（5）诱发结直肠肿瘤：肠道内的致癌物质及有毒物质长时间不能排出，被肠壁吸收，增加肿瘤发生的危险性。资料表明，严重便秘者约10%患结直肠癌。

（6）对大脑功能的影响：粪便在肠道停留过久，有害物质如甲烷、酚、氨等，吸收后干扰大脑功能，使记忆力下降、思维迟钝。

（7）对女性的特殊影响：因便秘而使直肠充盈过度，会将子宫颈往前推移，子宫体向后倾斜呈子宫后倾位，引发月经紊乱、经期腰骶疼痛等症状。

94. 采用哪些检查可以明确便秘的类型？

（1）肛门直肠指诊：了解肛门括约肌功能，有无肛门狭窄、粪块嵌塞，是否有直肠前突和直肠内脱垂，有无直肠肿瘤等。

（2）电子结肠镜检查：观察肠黏膜有无炎症、肿瘤等。

（3）排粪造影：在患者的直肠、乙状结肠灌入模拟粪便（如钡糊），然后坐在特制的马桶上进行X线检查，并拍摄静息、提肛、排便等状态下的照片，提供观察是否存在出口梗阻的情况。

（4）大肠传输试验：患者口服在X线下能显影的标记物，分别在24、48、72小时拍摄腹部平片，根据排出率评估大肠的传输功能。通常72小时排出80%为正常，小于80%为慢传输。

还有肛门直肠测压、气囊排出试验、肌电图等提供选择。医生以检查结果，结合病史，对便秘进行分型，然后采取相应的治疗。

95. 治疗便秘的药物怎样选用？

（1）容积性泻药：为浓缩的纤维素，如麦比麸等。在肠道内吸水膨胀后，增加了容积，促进肠蠕动，排出软便。对老人、孕妇、儿童较安全，可以长期使用。

（2）渗透性泻药：包括各种盐类（如镁盐、硫酸盐、磷酸盐等）、乳果糖、聚乙二醇（福松）、甘油和山梨醇等。此类药物在肠腔形成高渗透压，阻止肠道内盐和水分的吸收，使容积增加，扩张肠腔，促进肠蠕动。

（3）润滑性泻药：又称大便软化剂，如液体石蜡、蜂蜜等。其功能是润滑肠道，利于排便。液体石蜡只能短期使用，长期使用会妨碍脂溶性维生素A、D、K及钙、磷的吸收。

（4）刺激性泻药：又称接触性泻药，如番泻叶、大黄、芦荟等属蒽醌类。本类药物与肠黏膜接触后，会使电解质和水向肠腔渗透，增加肠内液体，故有导泻作用。长期使用副作用较多，会导致药物依赖，可使结肠黏膜变黑（结肠黑变病），增加结肠癌的发病风险。

（5）促肠动力药：如普卡比利，可选择性地促进结肠蠕动，从而促进排便。以前用西沙比利，因其副作用大，目前已停用。莫沙比利为胃肠动力药，对结肠的作用不及普卡比利。

（6）益生菌制剂：如双歧杆菌（培菲康）、地依芽孢杆菌（整肠生）、嗜酸乳杆菌等。补充益生菌能纠正肠道菌群失调，能产生有机酸促进肠蠕动，可作为治疗便秘的辅助用药。

（7）中医中药：便秘的中医治疗，分寒、热、虚、实，由医生辨证处方。

在此介绍治疗慢性便秘经验方：黄芪20g，葛根20g，火麻仁30g，瓜蒌仁15g，肉苁蓉30g，生白芍10g，生白术6g，丹参20g，枳壳12g。

每日1剂，水煎分2次服。6剂为1个疗程。两个疗程之间停药1日。

96. 什么是生物反馈疗法？

应用生物反馈治疗仪来治疗便秘，称生物反馈疗法。利用声音或可视图像的反馈刺激大脑，令患者做排便动作的训练。缓解肛门括约肌痉挛，纠正排便协同动作的异常，从而建立正常的排便规律。

本疗法是非创伤性治疗，无痛苦，无药物不良反应，成功率较高，远期疗效也较好，但主要用于出口梗阻型便秘。在国外，生物反馈疗法是作为治疗排便反射异常所致便秘的首选。

97. 怎样治疗慢传输型便秘？

（1）腹部按摩：以肚脐为中心，用右手掌，适当加压，从右下腹开始向上、向左、再向下顺时针方向按摩，每次300圈，每日2次，可促进肠道蠕动。注意要顺时针按摩，方向不能反了。

（2）使用药物：（见问答95）首选容积性泻药，其次为渗透性泻药，仅在必要时应用刺激性泻药，注意不要超过1周。若有粪块嵌塞，可用甘油栓、开塞露或磷酸钠盐灌肠液通便。必要时需要戴无菌手套，手套涂上润滑油，插入肛门将粪块掏出。

（3）灌肠排便。

（4）中医中药，辨证处方。

98. 怎样治疗出口梗阻型便秘？

（1）一般治疗及药物使用同慢传输型便秘的治疗。

（2）生物反馈疗法。

（3）手术治疗：对于直肠内脱垂者，可选择注射疗法、间断缝扎加高位注射术、悬吊术等；对于直肠前突者，可选择经直肠或阴道的前突修补术或PPH、TST、STARR术。

99. 怎样做才能有利于预防便秘？

（1）排便时要专一，力求速战速决。有些人喜欢大便时玩游戏，这样会分散注意力，降低大脑对肛门肌肉的精密控制，久而久之会发生便秘，大便时间以不超过8分钟为宜。

（2）排便时不要吸烟。厕所里的空气含氨量高，自以为吸烟能驱除臭气，殊不知吸烟的同时会吸入大量的氨气及一氧化碳，会损害大脑皮质，诱发冠心病。

（3）养成定时排便的习惯。早上起床，站立后会产生便意，要珍惜机会，立即排便；或早餐后，会发生胃-结肠反射，这是一天中第二次机会，不要把大便"憋"回去。经常"憋"大便，粪便就会停留过久，水分在肠道被肠壁吸收得越多，越容易引起便秘。

（4）饮食要均衡，不要只吃素。虽然纤维食物有利于刺激肠道蠕动和粪便排出，但是若缺乏油脂，就相当于缺乏润滑油，推动力不够。所以，饮食不仅要有纤维素，还要有"油水"。一日三餐，要常吃自己喜欢的食物，并争取多样化，使营养均衡。

（5）适当多饮水，防止大便干结。就像和面时，多加点水，面团才柔软。最好早晨起床后，先饮300ml温开水，以利于大便变软。

（6）年老体弱者最好采用坐式马桶，以防久蹲；并避免用力过度发生危险。

（7）适当服用酸奶。酸奶中的乳酸菌可改善肠道环境，帮助消化吸收，降低胆固醇含量。要在饭后服用，因为空腹时胃酸较多，会阻止和破坏乳酸菌进入肠道。

100. 什么是藏毛窦？怎么治疗？

藏毛窦是一种发生于骶尾部皮内的慢性窦道或囊肿，由于腔内藏有毛发，故称藏毛窦，中医称为"尾闾窦道"。其有先天性和获得性两种，先天性是由于在胚胎发育过程中髓管残留物及皮肤附属物发生囊肿，获得性是由于毛发刺入皮肤，发生感染形成窦道。后者有"吉普车病"的别称（军人长期乘坐吉普车，使臀沟毛发刺入附近皮肤会发生此病）。

对于藏毛窦的治疗，必须手术。可以采用切开术，优点是引流通畅、治疗彻底，缺点是痛苦大、疗程长。如果采用手术切除一期缝合，由于两侧边缘张力大，要做到严密缝合是很困难的，往往会遗留空腔，发生感染或切口裂开，不能达到一期愈合。目前提倡在局部切除后，做菱形皮瓣成形术，以克服张力，加速愈合，这是一种微创术式。

101. 藏毛窦菱形皮瓣成形术有哪些手术技巧？

（1）常规消毒，用甲紫液标出应切除的范围（图66）。

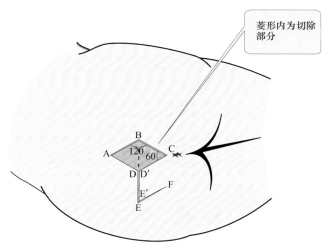

图66　皮瓣切口示意图

（2）将所有原发和继发管道包括在内，垂直切开皮肤、皮下组织直至骶骨筋膜，在其浅面作锐性剥离（图67），电凝止血或用温湿纱布压迫止血。

（3）皮瓣向下切至筋膜后旋转（图68），然后间断缝合，放置引流管。

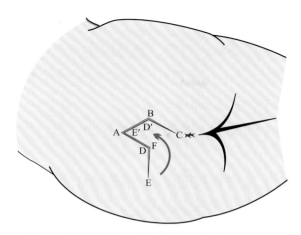

图67　旋转皮瓣，从A点作为起点开始闭合

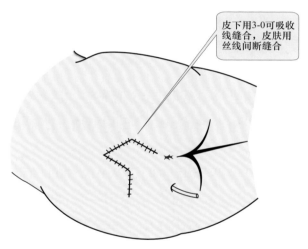

皮下用3-0可吸收线缝合，皮肤用丝线间断缝合

图68　缝合创口，放置引流管

102. 怎样治疗肛周瘙痒?

　　肛周皮肤顽固性瘙痒，称肛周瘙痒症。初起时皮肤没有什么变化，如果经久不愈，皮肤上会出现灰白色或淡白色改变。如果经常搔抓，会引起血痂、皮肤肥厚、苔藓样变。本病可间歇性或持续性发作，多在夜间加重，瘙痒可蔓延至阴囊或阴唇。严重者搔抓后可使皮肤出血、渗出、糜烂、刺痛，一直到疼痛抑制瘙痒时才有所控制。

（1）发病原因

1）局部因素：如痔病、肛瘘、直肠脱垂、肛乳头肥大的分泌物刺激，阴道分泌物的刺激；儿童肛门瘙痒以蛲虫病引起的居多，雌性蛲虫蠕出肛门排卵会引起肛门瘙痒。

2）环境因素：如高温、寒冷、内裤窄小、肛门皮肤不洁，均可成为诱因。

3）过敏反应：食用刺激性食物（如辣椒、浓茶、烈酒等）或特异性蛋白质食物（如海鲜、野生动物等）。

（2）治疗方法

1）找到病因，对症处理。

2）以硼酸水清洗冷敷。加冰块使水温在4～5℃冷敷。用纱布或脱脂棉冷敷肛周皮肤5分钟，可立刻止痒。局部擦干后，涂炉甘石洗剂。每日2次。

3）中药参花洗剂坐浴。经验方参花洗剂：苦参30g，槐花10g，仙鹤草15g，醋元胡20g，地榆10g，甘草10g。水煎熏洗坐浴，每日1～2次。

4）注射治疗：1%亚甲蓝注射液2ml，加1%利多卡因注射液10ml，在肛周皮下点状注射，50%患者可一次注射治愈。该注射疗法可对局部感觉神经起一过性破坏作用，半个月后，其神经功能会自然恢复。

5）手术疗法：切除肛周瘙痒皮肤。局部麻醉后，选择患者自觉最痒处行放射状切除，使创口呈叶状，创口之间保留皮桥，术中用剪刀从各保留皮桥与皮下组织之间做钝性分离，断离皮下神经，妥善止血后，压迫包扎。此手术方法运用于查不到病因的肛周瘙痒症，即原发性肛周瘙痒症。

103. 怎样治疗肛周湿疹？

肛周湿疹是一种非传染性的变态反应性皮肤病，是湿疹的一种类型。以肛周皮肤渗出为主，而后发生瘙痒。而肛周瘙痒症是以瘙痒为主，搔抓后引起渗出，这是两者的区别要点。

肛周湿疹按发病过程和表现分急性、亚急性和慢性。急性者发病迅速，以红斑、丘疹、渗出、糜烂为主。病程为1~2周。亚急性者大多从急性迁延而来，以丘疹、脱屑、结痂为主，渗出、糜烂减轻。慢性者从急性、亚急性迁延而来，也有一开始即为慢性的，病程缠绵，皮肤肥厚，苔藓样变，色素沉着。

（1）发病原因复杂，可分内因和外因。

1）内因：过敏体质，与遗传因素有关。

2）外因：包括各种物理、化学因素，如创伤、摩擦、接触化纤物质、局部环境的湿热或干燥、尘螨、食物中的鱼虾蟹等。肛门直肠疾病，如痔病、肛瘘、直肠脱垂、肛管皮肤缺损、肛门失禁等疾病的分泌物刺激引起。

（2）治疗方法

1）寻找病因，对症治疗。

2）急性期出现红斑、渗出、糜烂，可以1：20醋酸铝液湿敷，每日2~3次。或取陀柏散（密陀僧30g，黄柏20g，冰片2g共研），有渗出时干敷患处，无渗出时用麻油调敷患处。

3）亚急性期可选用15%氧化锌软膏，或氧化锌糖皮质激素霜剂。

4）慢性湿疹者可选用糖皮质软膏，或10%硫黄软膏。

5）使用抗过敏药物。

6）注射治疗：可用1%亚甲蓝注射液2ml，加1%利多卡因注射液10ml，加地塞米松注射液5mg的混合液在肛周湿疹的皮损内行点状皮下注射，疗效可靠。

104. 怎样治疗肛周癣?

肛周癣是指发生于肛周皮肤的浅部真菌性疾病，又称股癣。皮肤损害为环形或半环形斑片，多为对称性，边缘清楚，略高出皮肤，其上有丘疹、水疱、鳞屑，伴有痒感，中央部分可自愈。显微镜检查是确诊肛周真菌性疾病的主要手段，取鳞屑镜检可查到真菌孢子和菌丝。

肛周癣多以局部治疗为主。常用的抗真菌药物有咪唑类和丙烯类。咪唑类如酮康唑、氟康唑或伊曲康唑，患处外涂，每日1~2次，至少用药2周，可有较好的疗效。丙烯类药物主要以特比奈芬为代表，用法与咪唑类相同。也可选用5%水杨酸酊剂、20%土槿皮酊、10%硫黄软膏；或密陀僧、硫黄（3：2）共研末后香油调涂。

105. 怎样治疗肛门尖锐湿疣？

肛门尖锐湿疣是由人类乳头瘤病毒（HPV）感染引起的，常发生在肛门及外生殖器部位。同性恋及肛交者则可见于肛周及直肠内。性接触是主要传播途径，少数可通过日常用品接触传播，而儿童患生殖器及肛门尖锐湿疣，主要是在患病的母亲分娩时感染。

肛门尖锐湿疣好发于性活跃的中青年，被该病毒感染后潜伏期为2周至8个月，平均3个月。皮疹初发时为淡红色或污红色粟状大小的赘生物，因质地柔软、顶端尖锐而得名。随病情进展，皮损逐渐增大增多，有的孤立散在，有的簇状排列，邻近者互相融合，表面凹凸不平，呈乳头状、菜花状。

（1）临床分期

1）早期：为淡红色针头大小的带刺小丘疹。

2）中期：为呈乳头状、菜花状的疣状物，增长速度快，数量增多。

3）晚期：疣状物间有脓液、渗液、出血、恶臭甚至癌变。

（2）治疗方法：以外治为主，尽可能去除疣体，并减少复发。

1）局部药物治疗：可选用0.5%鬼臼毒素，直接涂抹于皮损部位，每日2次，连用3天后停用4天，7天为1个疗程。如有必要，可重复治疗达4个疗程。该药有致畸作用，孕妇禁用。

2）物理治疗：可采用激光、液氮冷冻、高频电刀烧灼等方法处理，愈合后均有发生瘢痕及色素沉着的可能。

3）手术治疗：肛门尖锐湿疣局限者，可选用切除术；广泛者选用切除带蒂移行植皮术。

4）干扰素治疗：干扰素主要用于抗病毒、抗肿瘤，并有调节患者防御机制与增强机体免疫功能的作用。用干扰素喷洒患处，隔日1次，基底部或肌内注射，每周1次，需多次注射。

5）中医中药辨证处方：也可内服中成药，属湿热下注者服用四妙丸；肝肾阴虚者服用杞菊地黄丸；气滞血瘀者服用丹栀逍遥片。

目前多数学者认为，经治疗后6个月无复发者为治愈。

七、护 理 篇

106. 为什么说"金鸡独立"能预防痔疮？

"金鸡独立"是古人用来锻炼身体和预防痔疮的方法（图69）。

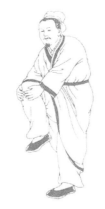

练习方法：先左脚踩地，右脚离地，并屈膝，用双手抱住右膝关节，然后双手用力向腹部牵拉，使右腿膝部尽量向腹部靠近。稍停片刻后，右脚单脚站立，左下肢屈膝，双手抱左膝向腹部牵拉。这样交替操作20余下，每日进行1～2次。

因为"金鸡独立"的动作，会使臀部和下腹部肌肉发生一张一弛的锻炼，能促进肛门直肠周围的血液循环，减轻局部静脉丛内的压力，所以会对预防痔疮起到良好的作用。

图69　金鸡独立

107. 有人说"散步也能防治便秘和痔疮"，是真的吗？

是真的。散步有五种方法：①普通散步法。②摆臂散步法。③摩腹散步法。④快速散步法。⑤反臂背向散步法。其锻炼目的各有不同。这里是指普通散步法：每分钟走60步左右，时间20～40分钟。散步时，背要直、肩要平，抬头挺胸，目视前方，两臂自然摆动，犹如闲庭信步。每日1～2次，时间选在饭后半小时或1小时。

散步能增加肺活量和心排血量，加强胃肠道的蠕动和消化道的分泌，增加排便动力，使排便通畅，对预防便秘有好处。散步还能给肛门部位以良性刺激，有利于改善局部微循环，如果能有意识地再做几次提肛动作，无疑对预防痔疮更加有利。

108. 为什么大便之后要"回头看"？

健康的大便成形，盘成2～3圈，形状匀称，呈淡黄色。如果是红色，可能有隐血；如果看到鲜血，可能是内痔出血，肛裂出血会伴有肛门疼痛；如果是酱色或咖啡色，可能是肠道炎症，或出现肿瘤；如果色偏白，是胆汁分泌有问题。每次大便要有一定的分量，量过少，可能为摄入的纤维素太少，或过分节食引起。

正常的大便，不会很臭。如果闻到恶臭，是食用蛋白质过量；如果是酸臭味，是发酵性消化不良。建议清淡饮食。

109. 放屁太多，怎么办？

门诊来了一位患者，主诉"放屁太多，怎么办？"他认为放屁不文雅，让人尴尬。其实，正常人一天会放5～10个屁，排出约500ml气体，如果超过1200ml，才是放屁太多。

胃肠道的气体，大部分是随饮食吞咽进入的，其次是在胃肠道内产生的，还有是由血液渗透而入的。这些气体，一部分由肠壁再吸收后经肺排放，其余的就是以放屁的方式从肛门排出。放屁是正常的生理现象。但是，有的人有意把屁憋了回去，这是不可取的，因为憋回去的屁会慢慢地被肠壁所吸收而进入血液里，对人体是有害的。所以"有屁就放"，才是对的。

为了防止胃肠道气体过多，产生腹胀不适。建议如下：

（1）吃饭要慢，喝水要小口，防止吞入大量气体。

（2）少吃豆类产气的食物。俗话说："一个豆，一个屁，十个豆，一出戏。"要少吃洋葱、大蒜、花生等使大肠容易产气的食物。

（3）消化不良者要减少进食量。特别是高蛋白、高脂肪、高糖的食物要少吃，提倡以素食为主。并可应用中医中药：神曲消食和胃，生山楂消肉食，生麦芽消面食，炒谷芽消米食。选择其中1～2种，代茶饮之，每味可用15克。

（4）婴儿放屁，如果是无臭味的，一般是肚子饿了。胃肠排空，饥肠辘辘，肠蠕动增加会放屁，提示要喂奶了。如果是老人放屁多，而且很臭，可能是吃得太多了，老年人的胃肠道已经老化，如果还像年轻时吃得那么多，就会负担太重，消化不了，食物停留胃肠道时间过久，有的就会发酵，导致屁多。建议多餐少食，吃容易消化的食物。

（5）精神压力过大，也会放屁多。肠道是人的"第二大脑"，情绪的好坏关乎肠道的功能。如何减轻压力，保持愉悦的情绪，非常重要。

（6）有报道，女性在月经期间放屁也会比平时多，而且味臭。这可能是雌激素增多造成的。在月经期，为了帮助子宫收缩排出经血，子宫内膜会大量分泌前列腺素，它会进入人体系统，使其他器官收缩，包括肠道。月经期间细菌变化也会影响消化功能，造成屁味难闻。建议月经前，不要吃过度加工的食物，应进易消化食物，细嚼慢咽。

110. 为什么说"前门松，后门紧"是老年人健康的标志之一？

"前门松"指的是小便能畅通无阻，"后门紧"指的是肛门括约肌紧张度良好，没有痔疮脱出于肛门之外。中华医学会老年医学分会曾提出一系列健康标准，其中就包括"前门松，后门紧"的问题。

老年男性多数患有良性前列腺增生症，严重者往往导致排尿梗阻，出现小便困难、费力，部分患者在用力小便的同时会有痔疮从肛门脱出，尿毕又要用手托回，不仅影响生活质量，而且极不雅观。对此类患者，建议及时治疗前列腺增生症，以利于痔疮症状的改善。

"前门松"，但应松紧有度。相较于男性，老年女性又往往过度松弛，用力咳嗽或步行过快则会漏尿。于是就不敢喝水，这样又会促使大便干燥引起便秘。用力排大便，不仅使盆底肌肉更加松弛，而且会发生直肠内脱垂和痔疮脱肛。为了预防盆底肌肉松弛，需要经常做肛门操运动（见问答3）。盆底肌肉得到锻炼，不仅有利于管好"前门"，也有利于管好"后门"。

111. 患直肠内脱垂，如何护理保养？

直肠内脱垂是常见病，又是非常难治的疾病。患这种病对于寿命没有影响，只是感到肛门下坠感、排便不尽感，肛门坠痛坠胀，严重者会引起腰骶痛（医学上称"骶直分离"，即直肠下垂与腰骶部牵拉分离引起）。其多发生于女性，发病率的高峰期在50岁左右。女性绝经期性激素水平迅速下降，会使盆底肌肉的张力减退，这是生理的必然。人体的遗传、发育具有个体差异，有些人体质本身较弱，如果再加上多次分娩，或怀过大体重胎儿，或第二产程（指子宫口开全到胎儿娩出）时间延长，产后又缺乏恢复性锻炼，极易发生直肠内脱垂。所以此病80%发生于经产妇。慢性便秘也是引起直肠内脱垂的重要因素，而且互为因果。用力排便会使直肠黏膜下垂，堆积于直肠齿线上方，产生排便不尽感，使患者更加用力排便，于是形成恶性循环。以上因素是主要病因，其治疗难度可想而知，如何保养护理就显得尤为重要。

（1）要建立良好的排便习惯。让患者了解直肠内脱垂发生的病因，认识到过度用力排便会加重直肠内脱垂和盆底肌肉神经的损伤。所以，排便不能过度用力，不能时间太久。

（2）提肛锻炼。坚持做肛门操（见问答3）和（或）膝胸位提肛运动（见问答84），可增强盆底肌肉及肛门括约肌的力量，从而减轻症状。

（3）调节饮食。适当摄入优质蛋白食物，如鸡蛋、牛奶、鱼肉、鸡肉、瘦牛肉、豆类（包括黄豆、黑豆和青豆）。必要时，每晚口服芝麻香油20～30ml，使粪便软化易于排出。

（4）避免负重远行（包括提重物），避免久站久坐及增加腹压的劳动，如抱小孩、洗衣服、拖地板等。

（5）服用补中益气、升举固脱的中药，如补中益气丸。必要时加手术治疗。

112. 为什么治疗便秘或腹泻，有时都用益生菌？

凡是因肠道菌群失调引起的便秘或腹泻，都是可以使用益生菌的。益生菌有一个美称，叫"肠道卫士"。俗话说"病从口入"，不健康的饮食可以导致肠道菌群失调。益生菌不仅能帮助消化，而且能在肠腔表面形成一层有益的细菌屏障，阻挡病原菌的侵入。

人们排出的大便有一半左右是细菌或细菌的残骸。在成人的肠道里，细菌的重量约1千克，种类有1000多种。这些细菌可分为有益菌（后被称为益生菌）、有害菌和中性菌。其中中性菌最多，如大肠埃希菌（在肠道内是无害的，但是出现在肠道以外的地方就是有害的、致病的），益生菌较少，如双歧杆菌（因为其末端常常分叉，所以称双歧杆菌）、乳酸菌。人体健康时，三类菌保持着动态平衡，不会生病。

随着生活水平的提高，很多人饮食偏于欧美化，如食用洋快餐、大量饮用碳酸饮料等，往往会发生便秘、腹泻、肠道炎症。研究资料还表明，糖尿病、肥胖、癌症等也与肠道菌群失调有关。因此，专家们指出，现代人要经常补充益生菌。要多吃富含膳食纤维的食物，如新鲜的水果、蔬菜；经常食用含益生菌的食品，如酸奶、乳酪、泡菜等，有利于肠道的健康。

113. "术后吃猪蹄，创口好得快"，有道理吗？

有道理。因为，猪蹄不仅好吃，而且营养价值很高。中医食疗认为吃什么补什么，所以有"皮补皮"的说法。尤其是吃猪蹄的皮（猪皮中富含胶原蛋白），会使创口好得快。据营养学家分析：每100克猪蹄中含蛋白质15.8克，脂肪26.3克，糖类1.7克，还有维生素A、

B族维生素、维生素C及钙、磷、铁等营养物质。特别是其中的蛋白质水解后产生的胱氨酸等10多种氨基酸含量非常丰富。

114. 肛门术后伤口换药，有什么护理要点？

伤口换药又称交换敷料。目的是检查伤口、清洁伤口、清除脓液、分泌物及坏死组织和覆盖敷料。对预防和控制伤口感染，促进伤口愈合起着重要作用。

肛门手术当日不必换药，从术后第1天开始要每天进行换药。通过换药，可观察了解肛门局部伤口的变化，消除一切不利于伤口愈合的因素，促进伤口肉芽组织和上皮组织生长。所以说做好手术，只成功了一半，另一半成功在于换药，足见换药的重要性。

（1）做好换药前的准备。换药时要求光线充足，温度适宜。换药者要戴口罩，戴无菌手套。患者体位宜舒适，伤口暴露充分，臀部垫一次性治疗巾。换药前应常规清洗坐浴。对换药时有可能引起剧烈疼痛的伤口，可先用1%盐酸丁卡因胶浆做表面麻醉，5分钟后再换药。

（2）用无菌镊夹碘伏棉球消毒创面及周围皮肤，要沾吸创面（不可来回涂擦）。对瘘管术后伤口较深的创面，应先用3%过氧化氢溶液接针头冲洗，再用甲硝唑注射液或生理盐水冲洗干净。

（3）有的换药要用示指涂上消炎止痛的油膏做局部指诊，检查伤口，防止创面粘连、假愈合（即表面愈合，下方仍有空腔），而后用凡士林纱条轻轻放入伤口中，不可填塞过紧，以便引流。肛瘘伤口可使用藻酸盐敷料吸收渗液，促进肉芽生长。

（4）如果创面有肉芽过度生长，高出皮面，可直接用剪刀剪除，妥善止血。如果创缘水肿，可用高渗盐水或硫酸镁纱条湿敷，或用中药熏洗坐浴，必要时剪除水肿创缘。

（5）痔瘘术后换药需2~4周；复杂性肛瘘的术后换药需3~6周，有的需要更长时间。为利于伤口愈合，饮食要富含营养，多吃水果、蔬菜，以保持大便通畅。忌饮酒及辛辣食物。

（6）肛门手术后要适当休息，防止过量运动。治疗期内应避免跑步、跳舞、游泳、打球等剧烈运动，以防创口裂开。

115. 肛门术后发生尿潴留，怎么办？

（1）术前应排空膀胱，并控制饮水；控制补液量不超过500ml，同时给予心理指导，对患者说明当麻醉作用消失后小便自会通畅。

（2）若术后6～8小时仍未排尿，要给患者增加自己排尿的信心，提高无损害措施促进排尿，如正常的排尿姿势、听流水声、热敷下腹部、温水洗会阴等。

（3）用右手掌持续挤压膀胱区（下陷3cm）2～3分钟，有利排尿。

（4）如果是肛管内填塞物过多，或敷料压迫过紧，可放松敷料，排尿后再适当加压包扎。

（5）应用药物。患者如有尿意而排出困难，叩诊膀胱高度在耻骨联合上两横指时，可肌内注射阿托品0.1mg，以缓解尿道痉挛；膀胱高度在脐下两横指以下时，可肌内注射新斯的明0.5～1.0mg，使平滑肌兴奋、加速排尿。

（6）经上述护理无效，应采取导尿术。

116. 肛门术后，有哪些注意事项？

（1）忌饮酒及辛辣食物。酒会扩张血管，容易引起术后出血；辣椒素在胃肠道不能吸收，口腔有多辣，肛门也会有多辣。伤口受到辣椒素的刺激时，容易充血水肿。

（2）饮食要高蛋白高膳食纤维，富有营养。每天吃1～2个鸡蛋，适当食用鱼类、肉类、豆类（包括黄豆、黑豆、青豆）食物，有利于伤口的愈合；适当食用水果、蔬菜，有利于大便通畅。

（3）为了防止术后疼痛，医生在术中应用了长效麻醉药，如亚甲蓝，术后的第1～2次小便颜色会呈微蓝色，属于正常情况。在术后半个月内，肛门括约肌的收缩与舒张会不太随意，这是长效麻醉药未吸收的缘故，半个月后就会恢复正常。亚甲蓝在应用后6小时内，伤口会有疼痛及烧灼感，这是亚甲蓝引起的，必要时可服用止痛药。

（4）术后1个月内不能做剧烈运动，避免做下蹲收腹增加腹压的动作。

（5）手术当天不换药，术后第1天开始换药，换药的护理见问答114。换药时不能用棉花签刮伤口，以免损伤新鲜肉芽。

（6）如果术后有小便困难，护理见问答115。

117. 熏蒸坐浴法有哪些护理要点？

肛肠疾病的熏洗疗法，又称坐浴法，是将药物水煎或开水冲泡后，利用蒸汽熏蒸，熏后用其余热在患部洗浴浸泡的一种治疗方法，属于中医外治法。早在东汉张仲景《金匮要略》一书中已有熏洗法的记载。唐代名医孙思邈《备急千金要方》中载有以药物熏洗痔瘘的方法。经历代应用，日臻完善，该法疗效显著，除了有局部清洁作用外，还有清热利湿、消肿止痛、活血化瘀、生肌敛疮、凉血解毒、杀虫止痒之效。

适应证：常用于肛肠病急性发作期、局部肿痛、肛门皮肤病、直肠脱垂、肛门病术后及创面愈合延迟等。

禁忌证：肛肠病术后创口易出血者。

器械准备：坐浴盆（图70），可放在马桶上；或多功能熏洗仪（图71）。

常用药物：参花洗剂（见问答102）；或中医辨证处方。

护理要点：

（1）坐浴前先排尿排便，因热水可刺激肛门、会阴部，易引起排尿、排便反射。

（2）操作步骤：先将中药浓煎成100ml的药液倒入熏洗盆中，加

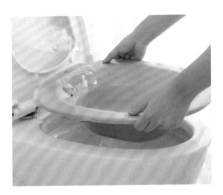

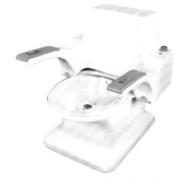

图70　坐浴盆　　　　　　图71　多功能熏洗仪

1000ml温开水（60℃），趁热用无菌纱布或脱脂棉先熏洗患部，待水温至42℃左右，将患部浸入盆中药液内坐浴10分钟，每日1～2次，早晚或便后进行。

（3）肛肠病术后的熏洗，坐浴盆、溶液及用品必须无菌，以防伤口感染。

（4）女性患者妊娠后期、产后2周内、月经期、阴道出血和盆腔急性炎症者不宜坐浴，以免引起交叉感染。

（5）严格控制水温，防止烫伤。

（6）高血压、心脑血管病患者及老年体弱者熏洗时间不宜过长。

118. 电子直肠镜检查有哪些护理要点？

电子直肠镜（图72）可以检测内痔、外痔、混合痔、肛瘘、直肠内脱垂、直肠肿瘤、直肠黏膜炎症等距肛缘15cm的肛门直肠疾病。因配有内镜保护套，可避免交叉感染。

（1）适应证

1）原因不明的便血、黏液便、脓血便。

2）大便次数增多或减少；或大便变形，或细，或扁者。

3）取直肠病变组织的活检标本。

4）体检或直肠肿瘤普查。

要严格掌握适应证，以免引起生殖系统感染或流产。

（2）禁忌证

1）肛管、直肠狭窄，电子直肠镜不能插入者。

2）精神病患者或难以合作的儿童。

3）妇女月经期、孕妇。

4）全身衰弱、高龄者，或心脑血管疾病的发作期。

（3）护理要点

1）不需要特殊的肠道准备，检查前排净大小便即可。

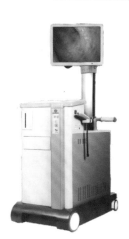

图72 电子直肠镜

2）患者取膝胸位（也可取侧卧位），先在其肛缘涂润滑油，按摩肛门括约肌消除其紧张后，将直肠镜缓慢插入肛门，向着肚脐方向推进4cm左右，而后改向骶曲方向推进，这样能顺应肛直角（见问答9）的走向，不会损伤直肠黏膜，当进入直肠壶腹部位时，在内镜直视下采集图像，可清晰观察直肠有无病变。

3）缓慢退镜至齿线处，检查有无内痔、肛窦炎、肛乳头肥大及肛瘘内口，确定病变的部位、性状、大小、数量，并作为手术的根据。

4）检查时不可充入过多气体，对病情较严重者尽可能避免充气。

5）取活检的部位要避开血管；钳夹肠壁组织不可过深或撕拉组织；取活检后观察止血是否充分，一定要完全止血后再退镜。

119. 痔疮穴位贴的治疗原理是什么？怎么护理？

随着中医针灸的发展，医学家把外治贴敷疗法与经络穴位的功能相结合，称穴位贴敷疗法。贴敷于穴位，作用于经络，其效果如同针灸的留针。

痔疮穴位贴是在督脉腰俞（shù）穴贴敷，主要用来治疗痔疮。经临床观察，对痔疮有止血、止痛的作用，能使痔疮缩小；对于直肠内脱垂和便秘也有疗效；也可用于肛门手术后的疼痛、水肿、便血，并能促进创口愈合。

简单地说，痔疮就是肛垫的异常。发生痔疮的机制，主要是肛垫的微循环障碍。痔疮穴位贴是通过穴位的作用来调节任督二脉小周天^①，松解肛门经筋，缓解肛周高压，消除淤血，改善血液微循环和新陈代谢，所以能够较快缓解症状。

根据中医经典古籍《黄帝内经·素问·缪刺论》中的经文，有提到腰俞穴有明显调理肛门括约肌和腹肌的作用，故以腰俞穴针刺、灸、按等手法可治疗肛肠疾病，如痔疮、脱肛、便秘等。

学者们认为：对于痔疮的治疗，目的是消除症状，而不是消除痔体。也就是提倡以非手术疗法为主。在非手术疗法中，应用痔疮穴位贴是一种很好的选择。

护理要点：

（1）腰俞穴在骶部，适对骶裂孔，为臀沟分开处（图73a）。

（2）针灸学家有一句行话，叫"宁失其穴，不失其经"。如果选穴有难度，只要贴在尾骶部后正中就是，稍微上下高低，也是有疗效的。因为腰俞穴在督脉上，督脉在人体的后背正中。

（3）使用方法：①将痔疮穴位贴从黄色边缘角撕开（图73b）。②三角缺口朝下，贴于腰俞穴（图73c）。③每日2贴，每贴以3小时为宜。④连续使用12天为1个疗程。⑤有皮肤过敏者禁用。⑥孕妇、腰俞穴处皮肤溃烂者禁用。⑦应用期间忌饮酒及进辛辣食物。

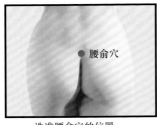

a.选准腰俞穴的位置

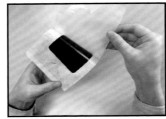

b. 从黄色边缘角撕开

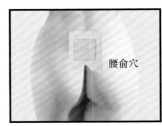

c. 三角缺口朝下，贴于腰俞穴处

图73　痔疮穴位贴的使用方法

---

① "周天"一词源于古代天文学术语。"小周天"本义指地球自转一周，在人体是指任督二脉循行1周；"大周天"本义指地球绕太阳一周，在人体是指十二经络循行1周。

参考文献

范学顺. 2017. 肛肠疾病防治100讲[M]. 北京：化学工业出版社.

金定国，金纯. 2014. 肛肠病中西医治疗学[M]. 上海：上海科学技术出版社.

金照，金纯，王琛. 2016. 痔病与肛瘘微创手术技巧图解[M]. 上海：上海科学技术出版社.

李承惠，谭静范. 2013. 肛肠疾病防治知识问答[M]. 北京：人民卫生出版社.

任东林. 2018. 肛肠良性疾病看名医[M]. 广州：中山大学出版社.

汪建平. 2014. 中华结直肠肛门外科学[M]. 北京：人民卫生出版社.

袁和学. 2018. 肛肠病知多少[M]. 沈阳：辽宁科学技术出版社.

张东铭. 2011. 盆底肛直肠外科理论与临床[M]. 北京：人民军医出版社.

张东铭. 2013. 结直肠盆底外科解剖与手术学[M]. 合肥：安徽科学技术出版社.